手稲渓仁会病院消化器病センター

胆膵
Clinico-Pathological Conference
厳選36例から学ぶ

真口宏介 [編著]
Hiroyuki Maguchi

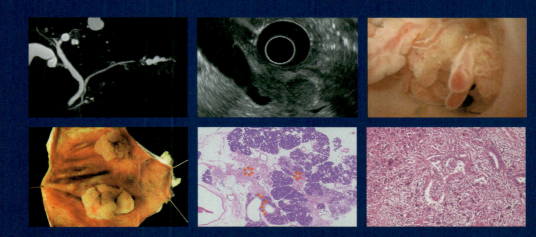

南江堂

執筆者一覧

編集・執筆

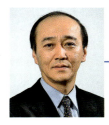

真口 宏介　まぐち　ひろゆき

手稲渓仁会病院消化器病センター長

執筆

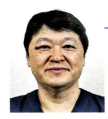

高橋 邦幸　たかはし　くにゆき

消化器病センター副部長

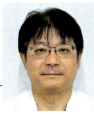

安保 義恭　あんぼ　よしやす

消化器外科部長

潟沼 朗生　かたぬま　あきお

消化器病センター副部長

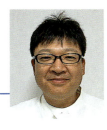

高田　実　たかだ　みのる

消化器外科主任医長

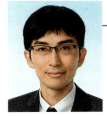

矢根　圭　やね　けい

消化器病センター主任医長

大森 優子　おおもり　ゆうこ

病理診断科医長

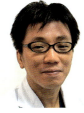

金　俊文　きん　としふみ

消化器病センター主任医長

序　文

　1997年4月に手稲渓仁会病院消化器病センターを開設し，20年が経過するが，思い起こせばゼロからの出発であった．まずはセンターの専門性を高めることを目指し，病棟を消化器内科，放射線科，外科で統合し，消化器内科医と放射線科医を臓器ごとに胆膵，消化管，肝の3つのグループに分ける体制とした．ただし，カンファレンスは全員参加で症例検討を行うこととした．当初は術前の症例および診断・治療に難渋する症例を提示してきたが，徐々に胆膵疾患の切除例が増加してきたため，切除例の画像診断と病理結果との対比検討を行うことに主眼を移した．大きなシャウカステンに画像フィルムを掲示し，病理結果のみをスライドで投影していたが，その後，PCの普及と外科医の病理検索への積極的な参画により，2004年からはデジタル画像による術前画像，術中所見，病理所見の提示を開始し，これをClinico-Pathological Conference：CPCとよび，胆膵疾患を中心に毎週木曜日の夜に原則2例の提示を行うこととした．症例は，2004年1月15日の症例1から2017年3月までの13年間で実に690例に到達する．CPCには消化器内科医，放射線科医，胆膵外科医，病理医のほか超音波技師も参加するため，多いときには参加者は40名を超える．1例につき1時間程度の討論を行うが，所見やポイントについては大学ノートにすべて記録している．その数も53冊となった．

　本書ではこのCPC 690例のなかから，20年間の集大成として厳選した36例をお届けする．

　本書の読み方について簡単に解説すると，1例につき6ページを基本構成とし，1，2ページ目に画像所見と画像診断のまとめ，3，4ページ目に術前病理診断と術前診断・術式，そして病理所見と最終病理診断，5，6ページ目にディスカッションをQ＆Aとしてまとめている．

　各例のタイトルには診断契機や所見を用い，続いてCPCのポイントを記載した．写真をできるだけ大きく掲載するため，key画像を抜粋し，説明文はできるだけ簡潔にした．病理所見にはシェーマと割面像に腫瘍マッピングを施し，組織の拡大像は色分けした枠で囲み，わかりやすい工夫を凝らした．最終病理診断については，膵癌取扱い規約第7版（2016年），胆道癌取扱い規約第6版（2013年）に準拠した．文字数の制限から，実際のCPCで討論した内容をすべて網羅することは困難であるが，重要なディスカッションポイントは抽出できたと考える．

　また，特徴的な疾患や病変については"ミニレクチャー"として12個のテーマを選び，各2ページで"知って得する"内容を盛り込んだ．なお，疾患名から本書を読みたい場合は，巻末の疾患名索引を利用して頂きたい．

　「画像診断の目的は，最も適切な治療方針を決定すること」であり，病変の発見から始まり，鑑別診断，治療法の選択，手術適応例には術式選択まで行う必要がある．胆膵領域は消化管領域と異なり，内視鏡で直視することが困難であり，多数の画像診断法を要する．"より正確な診断"には画像所見の詳細な読影と情報の集約，そして知識が必要である．そのためには，画像と病理所見の対比，すなわち1例ごとの吟味がきわめて重要となる．このことは「日本消化器画像診断研究会」で学び，実践してきた．本書が，胆膵専門医だけでなく，若手医師にも役立ち，多くの医師と施設の一つの目標となれば幸いである．

　本書の創刊にあたり，現消化器病センターの医師スタッフ一同（次ページ）と，胆膵グループで苦楽を共にした卒業生（1年以上の在籍者，次ページ）に感謝する．特に，当センターの中心で活躍してくれた故 小山内　学先生，そして外科手術手技だけではなく，画像と病理の対比の大切さをご教授頂いた北海道大学腫瘍外科の故 近藤　哲先生に心からの感謝とともに本書を捧げたい．

2017年4月

手稲渓仁会病院消化器病センター長

真口　宏介

手稲渓仁会病院消化器病センター医師スタッフ（2017年3月現在）

胆膵グループ
- 真口　宏介
- 高橋　邦幸
- 潟沼　朗生
- 矢根　圭
- 金　俊文
- 北川　洸
- 古賀　英彬
- 遠藤　壮登
- 小松　直広
- 永井　一正
- 古賀　毅彦
- 田中　一成

消化管グループ
- 田沼　徳真
- 原田　拓
- 青木　敬則
- 濱本　英剛
- 小林　陽介
- 須藤　豪太
- 外園　正光
- 鈴木雄一郎

肝グループ
- 辻　邦彦
- 姜　貞憲
- 松居　剛志
- 宇都宮　蘭
- 山本　恭史

放射線診断科
- 櫻井　康雄
- 児玉　芳尚
- 吉野　裕紀

胆膵外科
- 安保　義恭
- 高田　実
- 田本　英司
- 渡邊　祐介
- 寺村　紘一
- 今村　清隆
- 武内慎太郎

病理診断科
- 篠原　敏也
- 大森　優子

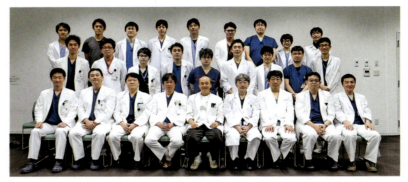

手稲渓仁会病院消化器病センター消化器内科・放射線診断科　医師スタッフ一同

手稲渓仁会病院消化器病センター　胆膵グループ卒業生

- 柳川　伸幸（旭川厚生病院）
- 伊藤　英人（天使病院）
- 網塚　久人（千歳しなの内科）
- 吉田　晴恒（時計台記念病院）
- 河上　洋（宮崎大学）
- 林　毅（北海道がんセンター）
- 田中　義規（青森中央内科クリニック）
- 吉田　曉正（石狩すずらん内科）
- 越川　均（最成病院）
- 松永　隆裕（里塚病院）
- 糸川　文英（東京衛生病院）
- 石渡　裕俊（静岡がんセンター）
- 中原　和之（熊本地域医療センター）
- 松崎　晋平（鈴鹿中央総合病院）
- 浦田　孝広（熊本赤十字病院）
- 岩野　博俊（士別市立病院）
- 土屋　貴愛（東京医科大学）
- 深澤　光晴（山梨大学）
- 栗田　亮（北野病院）
- 一箭　珠貴（カロリンスカ大学病院）
- 階子　俊平（熊本大学）
- 原田　亮（岡山赤十字病院）
- 加藤　隆佑（小樽協会病院）
- 金子　真紀（松坂中央総合病院）
- 加藤　新（北海道大学）
- 松本　和幸（岡山大学）
- 松森　友昭（京都大学）
- 権　勉成（東邦大学医療センター大橋病院）
- 高木　亮（消添総合病院）
- 仙譽　学（山口大学）
- 南　竜城（天理よろづ相談所病院）
- 小山内　学（故人）
- 友成　暁子（パークウェイヘルス病院）
- 山崎　大（京都大学）
- 佐野　逸紀（北海道大学）
- 五十嵐　聡（新潟大学）
- 横山　健介（自治医科大学）

（　）は現所属先
計37名

Contents

略語一覧 ... x

Case 1 膵癌 or 腫瘤形成性膵炎？ ... 2
Case 2 IPMN に併存した小膵癌？ ... 8
Case 3 限局性の主膵管狭窄 ... 16
Case 4 膨張性発育を示す膵腫瘤？ ... 26
Case 5 下部胆管狭窄？ ... 32
Case 6 膵囊胞性腫瘍 or 充実性腫瘍？ ... 40
Case 7 膵管内腫瘍？ ... 48
Case 8 分葉状を呈する膵腫瘤？ ... 54
Case 9 充実性病変と囊胞の併存？ ... 64
Case 10 拡張主膵管をはさんだ二つの腫瘤？ ... 70
Case 11 充実と囊胞の混在する腫瘤 ... 76
Case 12 大きな膵尾部腫瘤 ... 82
Case 13 慢性膵炎経過中に腫瘤増大？ ... 92
Case 14 主膵管の限局性拡張 ... 98
Case 15 膵頭部囊胞性病変 ... 106
Case 16 主膵管内腫瘤？ ... 112
Case 17 主膵管拡張と膵頭部腫瘤？ ... 118
Case 18 分枝型 IPMN に充実部出現 ... 124
Case 19 分枝型 IPMN と離れた部位に腫瘤出現 ... 134
Case 20 分枝型 IPMN の近傍で胆管狭窄 ... 140
Case 21 膵尾部の単房性囊胞？ ... 148
Case 22 造影効果を有する膵腫瘤 ... 158
Case 23 胆管内腫瘍 ... 164

Case 24	広範な胆管壁肥厚	170
Case 25	肝門部胆管狭窄	176
Case 26	膵頭部腫瘤？	182
Case 27	胆嚢隆起性病変の出現	188
Case 28	限局性の胆嚢壁肥厚	194
Case 29	胆嚢ポリープの増大	200
Case 30	胆嚢良性ポリープ？	206
Case 31	胆嚢底部の隆起性病変？	212
Case 32	胆嚢壁肥厚部の増大	218
Case 33	短期間での胆嚢壁肥厚の出現	226
Case 34	中部胆管狭窄	232
Case 35	進展度診断が問題となった乳頭部腫瘍	240
Case 36	乳頭部癌？	246

ミニレクチャー

① 10 mm 以下の小膵癌 ･･･ 14
② 膵上皮内癌 ･･･ 22
③ 腺扁平上皮癌と退形成癌 ･･･ 38
④ 粘液癌 ･･･ 46
⑤ 膵神経内分泌腫瘍 ･･･ 60
⑥ 膵管内腫瘤を呈する膵病変 ･･･ 88
⑦ 主膵管型 IPMN ･･･ 104
⑧ IPMN 由来浸潤癌 ･･･ 130
⑨ IPMN 併存膵癌 ･･･ 146
⑩ 漿液性嚢胞腫瘍 ･･･ 154
⑪ 胆嚢腺筋腫症（ADM）合併胆嚢癌 ･･･ 224
⑫ 胆嚢管癌 ･･･ 238

COLUMN

胆膵内視鏡医と消化管内視鏡医	高橋 邦幸	24
北海道の難解な地名	潟沼 朗生	62
胆膵診療を志す皆さんへ	矢根 圭	90
研修医にまつわるエトセトラ	金 俊文	132
外科医は切除検体から学ぶ	安保 義恭	156
膵頭部癌と遠位胆管癌	高田 実	205
膵EUS-FNAの小世界	大森 優子	231

疾患名索引 …………………………………………………………… 252

略語一覧

略語	欧文	和文
Ab	ampullary bile duct	乳頭部胆管
Ac	ampullary common channel	乳頭部共通管
ADM	Adenomyomatosis	腺筋腫症
AIP	Autoimmune pancreatitis	自己免疫性膵炎
Ap	ampullary pancreatic duct	乳頭部膵管
Bc	confluence of the right and left hepatic ducts	左右肝管合流部
BD	bile duct	胆管
Bi	inferior bile duct	下部胆管
BilIN	Biliary intraepithelial neoplasia	胆管内上皮内腫瘍
Bl	left hepatic duct	左肝管
Bm	middle bile duct	中部胆管
Bp	portal (hilar) bile duct	肝門部胆管
Br	right hepatic duct	右肝管
Brp	right posterior hepatic duct	右後区域枝
Bs	superior bile duct	上部胆管
CD	cystic duct	胆嚢管
DP	distal pancreatectomy	尾側膵切除術
DU	duodenum	十二指腸
DWI	diffusion weighted image	拡散強調像
EDG	esophagogastroduodenoscopy	上部消化管内視鏡検査
ENBD	endoscopic naso-biliary drainage	内視鏡的経鼻胆道ドレナージ
ENGBD	endoscopic naso-gallbladder drainage	内視鏡的経鼻胆嚢ドレナージ
ENPD	endoscopic naso-pancreatic drainage	内視鏡的経鼻膵管ドレナージ
EPS	endoscopic pancreatic stenting	内視鏡的膵管ステント留置術
EUS	endoscopic ultrasonography	超音波内視鏡検査
EUS-FNA	endoscopic ultrasound-guided fine needle aspiration	超音波内視鏡穿刺吸引術
GB	gallbladder	胆嚢
Gn	neck of the gallbladder	胆嚢頸部
HM	hepatic duct margin	肝側胆管断端
IDUS	intraductal ultrasonography	管腔内超音波検査
IPMC	Intraductal papillary mucinous carcinoma	膵管内乳頭粘液性腺癌
IPMN	Intraductal papillary mucinous neoplasm	膵管内乳頭粘液性腫瘍
ITPN	Intraductal tubulopapillary neoplasm	膵管内管状乳頭腫瘍
MCN	Mucinous cystic neoplasm	粘液性嚢胞腺腫

MN	mural nodule	結節，結節状隆起
MPD	main pancreatic duct	主膵管
MPR	multi planar reconstruction	任意多断面再構成
NEC	Neuroendocrine carcinoma	神経内分泌癌
NET	Neuroendocrine tumor	神経内分泌腫瘍
PanIN	Pancreatic intraepithelial neoplasia	膵上皮内腫瘍性病変
PD	pancreatoduodenectomy	膵頭十二指腸切除術
PL	extrapancreatic nerve plexus	膵外神経叢
POCS	peroral cholangioscopy	経口胆道鏡
POPS	peroral pancreatoscopy	経口膵管鏡
PSC	Primary sclerosing cholangitis	原発性硬化性胆管炎
PTBD	percutaneous transhepatic biliary drainage	経皮経肝胆道ドレナージ
PTCS	percutaneous transhepatic cholangioscopy	経皮経肝胆道鏡
PV	portal vein	門脈
RAS	Rokitansky-Aschoff sinus	Rokitansky-Aschoff洞
RHA	right hepatic artery	右肝動脈
SCC	squamous cell carcinoma	扁平上皮癌
SCN	Serous cystic neoplasm	漿液性嚢胞腫瘍
SMV	superior mesenteric vein	上腸間膜静脈
SPA	splenic artery	脾動脈
SPN	Solid-pseudopapillary neoplasm	充実性偽乳頭状腫瘍
SPV	splenic vein	脾静脈
SSPPD	subtotal stomach-preserving pancreatoduodenectomy	亜全胃温存膵頭十二指腸切除術
XGC	Xanthogranulomatous cholecystitis	黄色肉芽腫性胆嚢炎

Case 1～36

Case 1 膵癌 or 腫瘤形成性膵炎？

- 60代，男性．
- 検診USにて膵腫瘤を指摘．前医にてERCP（ERCP下狭窄部生検，ENPD細胞診），EUS-FNAを含む精査が行われたが，悪性の所見を認めず，腫瘤形成性膵炎として厳重フォローの方針となった．
- 転居に伴い3ヵ月後に紹介となる．
- 血液検査所見：異常なし．

CPCのポイント

1. 診断は膵癌か腫瘤形成性膵炎か？

画像所見

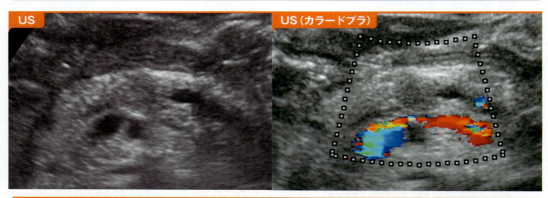

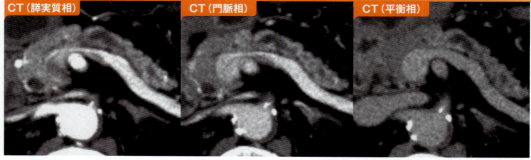

USでは膵体部に境界やや不明瞭な低エコー腫瘤像を認め，輪郭は比較的整，内部はほぼ均一であり，尾側主膵管の拡張を伴っている．カラードプラでは腫瘤内に血流シグナルはみられない．CTの膵実質相では腫瘤は不明瞭だが，門脈相および平衡相では濃染部を認める．膵体部の実質の萎縮による湾入がみられる．

Case 1 膵癌 or 腫瘤形成性膵炎？

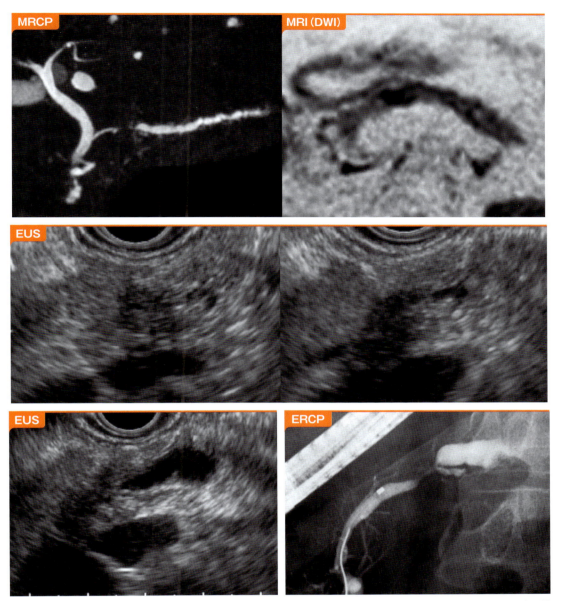

MRCPでは限局性の主膵管狭窄を認め，MRI (DWI) では主膵管狭窄近傍に高信号域を認める．EUSでは境界明瞭で輪郭不整な低エコー腫瘤像として描出される．最大径は12 mmで，内部にやや不整な中心高エコーもみられる．ERCPでは10 mm程度の膵体部主膵管狭窄がみられ，分枝欠損領域を認める．

画像診断のまとめ

USでは比較的輪郭整な腫瘤像として描出され腫瘤形成性膵炎も鑑別にあがるが，CTでの膵実質の湾入所見，EUSでの輪郭不整所見から，通常型膵癌を強く疑う．

術前病理診断

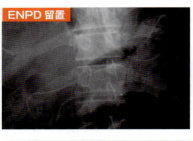
ENPD 留置

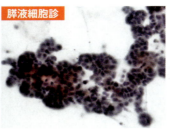
膵液細胞診

EUS-FNA では異型軽度な上皮が少量採取されたが，悪性の診断には至らなかった．このため，ENPD 留置下膵液細胞診（ENPD 細胞診）を施行し，疑陽性（腺癌疑い）の所見が得られた．

臨床診断と術式

- 術前診断：膵癌
- 術式：尾側膵切除（DP），D2 郭清
- 進展度診断：TS1，S（−），RP（−），PV（−），A（−），T1．cStage I

病理所見

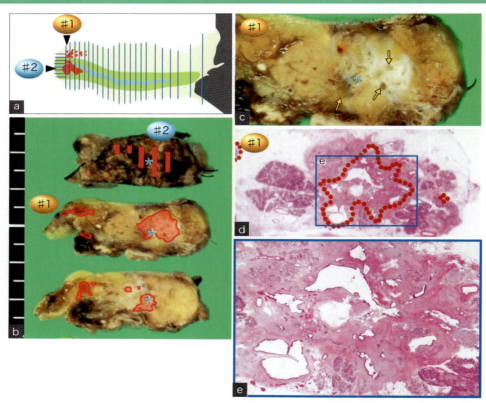

a：シェーマ．DP 標本は主膵管（*）に直交して切り出し，膵切除断端は主膵管に並行した割面を作製している．膵断端距離および主膵管断端の上皮内進展が評価可能．b：割面のマッピング．膵体部に腫瘍を認め，最大径 13 mm．頭側に広がる小病巣はリンパ節転移と静脈侵襲巣．c，d：割面 #1 の拡大像とルーペ像．境界不明瞭な白色結節性病変で，内部に小囊胞状構造（⇒）を認める．浸潤性膵管癌（赤点）．e：境界不明瞭な線維化巣内に，拡張腺管が散在する．

Case 1 膵癌 or 腫瘤形成性膵炎？

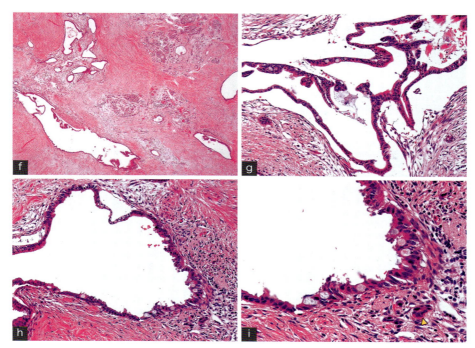

f：大型の拡張管状に浸潤する高分化型管状腺癌（large duct variant）．間質には硝子線維化の目立つ高度の反応性線維増生を伴い，癌性腺管の密度は低い．膵腺房は萎縮している．g, h：クロマチン濃染した腫大核と好酸性胞体を有する円柱状異型上皮が，不規則に粘液を含有し，偽重層を呈し管状に浸潤性増殖している．i：核の極性は消失し，核異型軽度であるが，癌と判断できる．一部小胞巣状の浸潤（▷）を混じる．

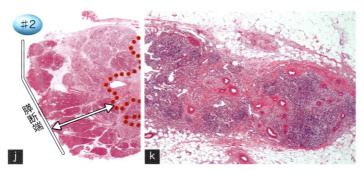

j：膵断端に直交する割面#2のルーペ像．膵切除断端陰性，断端距離3 mm．
k：リンパ節#11 pに転移あり．

最終病理診断

最大割面13 mmの小膵癌．膵前方組織浸潤と高度の静脈侵襲，リンパ節転移（#11p）を伴う浸潤性膵管癌であった．

▶ 浸潤性膵管癌（Invasive ductal carcinoma）
Pb, pTS1（1.3×1.2×0.7 cm），infiltrative type, invasive ductal carcinoma, wel, pT3, sci, INFc, ly1, v3, ne0, mpd0, pS1, pRP0, pPV0, pA0, pPL0, pOO0, pDPM0, pN1a（#11p），M0, pStage ⅡB, R0.

CPC ディスカッション　Q & A

Q1　膵癌と腫瘤形成性膵炎の鑑別のポイントは？

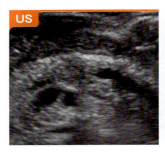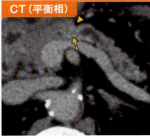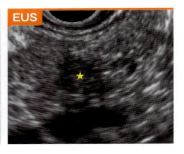

A　周囲膵との境界明瞭で，輪郭不整な腫瘤を認めた場合には膵癌を疑う．CTで境界不明瞭であっても，EUSでは境界明瞭に描出されることも少なくない．これに対し，腫瘤形成性膵炎は周囲との境界は不明瞭であることが多い．また，膵管が腫瘤内を貫通する所見（duct penetrating sign）は腫瘤形成性膵炎を示唆する所見とされている．加えて，膵癌は周囲膵より造影効果が乏しい例が多いのに対し，腫瘤形成性膵炎では同程度のことが多い．遅延性濃染（➡）は線維化を反映するため，膵癌，膵炎ともにみられる所見である．本例では，CTにて膵実質の萎縮による湾入（▽）がみられており，EUSでは輪郭不整な低エコー腫瘤（☆）を呈していることから，膵癌を強く疑った．

Q2　本例でEUS-FNAの結果が陰性となった理由は？

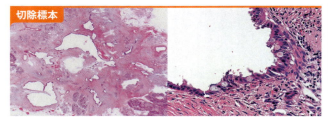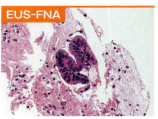

A　膵腫瘤性病変に対するEUS-FNAは高い正診率が報告されているが，偽陰性となることもある．術後に切除標本とFNA検体を比較検討したところ，細胞異型軽度であるが，極性の乱れた癌細胞が少量採取されていたと考えられた．本例では，FNAで採取された上皮が少量であったことと，癌の細胞異型が軽度であったことから，術前に悪性の確定診断に至らなかった．間質が広く，癌性腺管の密度が低かったことも，FNAで少量の癌細胞採取に留まった要因と考えられた．

Q3 術前病理診断法はEUS-FNAとERCPのどちらを優先させるべきか？

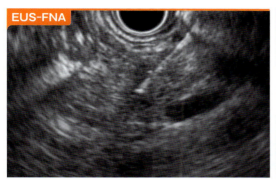
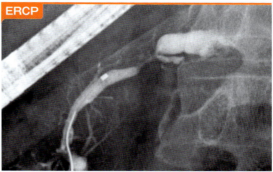

A 画像上腫瘍が明らかな場合には，診断能の高さと偶発症率の低さから，多くの例でEUS-FNAが選択される．これに対し，限局性の主膵管狭窄で腫瘍が明らかでない例では，膵管ブラシ細胞診やENPD留置下膵液細胞診を選択するのが妥当である．しかしながら，どちらかの方法での病理診断が陰性であっても画像所見に矛盾がある場合には，他の方法での病理診断を再検討することが肝要である．

⚠ 本例から学ぶべきポイント

1. 膵癌と腫瘤形成性膵炎の鑑別は時に問題となるが，膵炎と診断した場合でも短期間でのフォローアップが重要である．
2. CTなどのモダリティで腫瘤が明らかではなくても，空間分解能の高いEUSでは明瞭となる例もある．
3. 病理診断の結果が陰性であっても，臨床経過や画像所見と矛盾がある場合には，他の方法も含めた再検を検討する必要がある．

Case 2　IPMNに併存した小膵癌？

- 60代，女性．
- 前医にて，直腸癌術後および膵嚢胞性病変の診断で経過観察されていた．
  腫瘍マーカー（CA19-9）上昇を認め，精査加療目的に紹介．
- 血液検査所見：CA19-9　55.9 U/mL．

CPCのポイント

1. 嚢胞性病変と腫瘍性病変の関連は？
2. 病変の進展度は？

画像所見

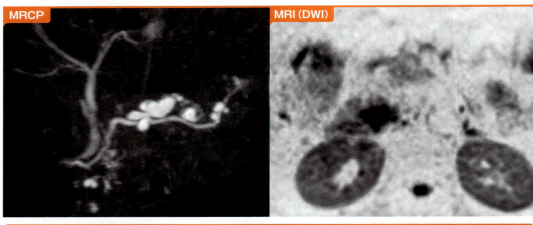

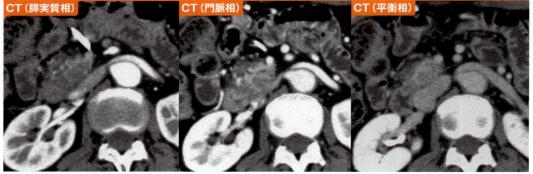

MRCPでは膵体部に嚢胞性病変を認め，分枝型IPMNを疑う．膵頭部，尾部にも小さな分枝拡張を散在性に認める．主膵管の拡張，狭窄はみられない．MRI（DWI）では膵頭部に結節状の高信号域を認める．CTでは膵頭部に，膵実質相で低吸収で，遅延性に濃染する領域を認める．膵頭部背側の脂肪織濃度上昇を伴っている．

Case 2　IPMNに併存した小膵癌？

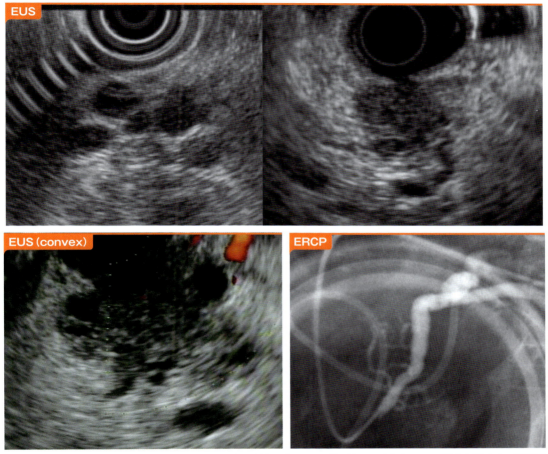

EUSでは膵体部の嚢胞性病変を認め，離れた膵頭部に輪郭不整で周囲膵と境界明瞭な低エコー腫瘤を認める．膵頭下部の分枝拡張を伴っている．ERCPでは膵頭部主膵管に軽度の圧排所見を認めるが，狭窄は呈していない．

画像診断のまとめ

　膵体部の分枝型IPMNと離れた膵頭部に充実性腫瘤を認める．CTでは周囲との境界はやや不明瞭であるが，遅延性濃染を示しており，EUSでは輪郭不整である．以上の所見より，分枝型IPMNに併存した通常型膵癌を強く疑う．

術前病理診断

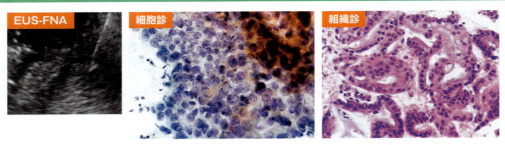

ERCPでは主膵管の変化に乏しく，膵液細胞診は陰性であった．EUS-FNAを施行し，細胞診および組織診にて腺癌の診断が得られた．

臨床診断と術式

- 術前診断：膵癌
- 術式：膵頭十二指腸切除（SSPPD），D2郭清
- 進展度診断：TS1，S（−），RP（＋），CH（−），DU（＋），PV（−），A（−），T3，cStage IIA

病理所見

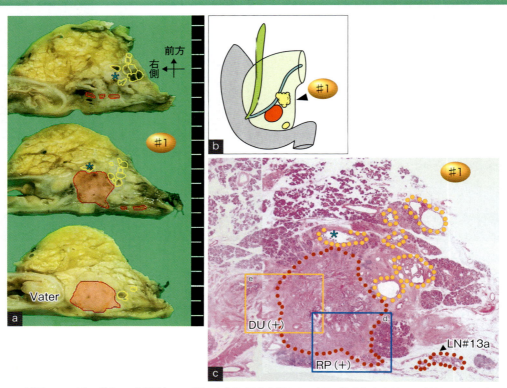

a：割面のマッピング（＊：主膵管）．CT断で全割し標本作製した．浸潤性膵管癌（赤）と分枝拡張（黄）が隣接併存する．浸潤部は膵頭部の尾側・背側に白色結節としてみられ，腹側に拡張した分枝膵管が分布する．最大浸潤径1.3×1.0 cm．b：シェーマ．c：割面#1のルーペ像．境界不明瞭な結節を呈する浸潤性膵管癌（赤点）．膵後方の脂肪組織と十二指腸固有筋層への浸潤を認める．リンパ節#13aに転移（▶）を認める．浸潤癌腹側に分枝拡張（黄点）を認める．拡張した分枝膵管内に乳頭状結節はみられない．

Case 2 IPMNに併存した小膵癌？

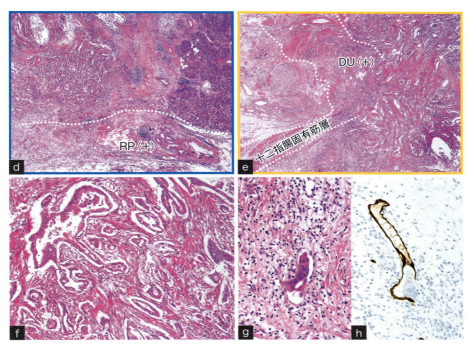

d：膵後方の脂肪織浸潤（RP＋）．e：十二指腸固有筋層への浸潤（DU＋）．f：不規則管状，小型管状に中等度の間質反応を伴い浸潤する中分化管状腺癌．g：高度のリンパ管侵襲を認める．h：gのD2-40免疫染色．

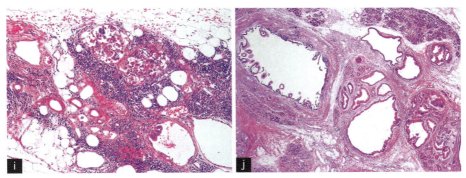

i：リンパ節#13a転移．j：分枝拡張部は軽度異型のIPMNであり，胃型（gastric type）の粘液形質を示す．浸潤癌との組織学的移行性は認められない．

最終病理診断

1.3 cm大の浸潤性膵管癌であるが，膵後方組織浸潤，十二指腸浸潤，リンパ節転移陽性であった．

▶ 浸潤性膵管癌，分枝型IPMN併存（Invasive ductal carcinoma, comcomitant IPMN）

Ph, pTS1（1.3×1.0 cm）, infiltrative type, invasive ductal carcinoma, mod>wel>por, pT3, int, INFb, ly3, v2, ne2, mpd0, pCH0, pDU1, pS0, pRP1, PV0, A0, pPL0, OO0, pPCM0, pBCM0, pDPM0, pN1a(#13a), M0, pStage ⅡB, R0.

CPC ディスカッション Q&A

Q1 膵体部の囊胞性病変と腫瘤性病変の関連は？

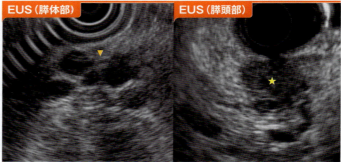

A MRCPでは膵体部の囊胞性病変（▽）はぶどうの房状の形態であり，主膵管との交通が疑われ，分枝型IPMNを考える．
EUSでは膵体部の囊胞（▽）には隔壁様構造を認めるが，結節はみられず，悪性を疑う所見ではない．膵頭部に腫瘤性病変（☆）を認め，膵体部の分枝型IPMNとは明らかに離れて存在しており，併存膵癌と診断する．MRCPを見直すと，膵頭部の小さな分枝拡張と分枝起始部のわずかな狭窄，周囲の数個の細い分枝拡張（→）は膵癌による間接所見と考える．MRCPの読影に際してはこれらの所見に留意する必要がある．

Q2 病変の進展度は？

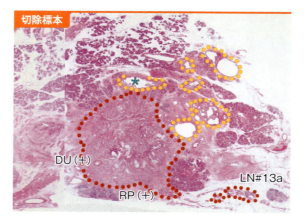

A 小膵癌であったが，膵後方浸潤（RP＋），十二指腸浸潤陽性（DU＋）で，リンパ節転移も伴っており，Stage ⅡBの結果であった．また，近傍に病理学的には小さなIPMNが存在し，MRCPでみられた分枝拡張にあたると思われた．

Case 2　IPMNに併存した小膵癌?

Q3 膵癌を疑う症例に対する術前の病理診断法は?

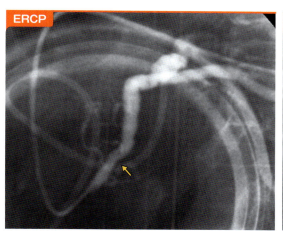
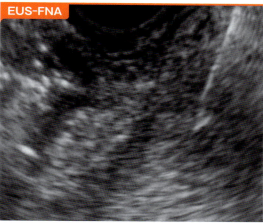

A 本例では経乳頭的に膵液細胞診を施行したが,陰性であった.ERCPでは主膵管の軽度の圧排所見(→)のみである.主膵管に変化が乏しく,画像所見にて腫瘤が指摘可能な場合には,EUS-FNAの選択が妥当である.

❗ 本例から学ぶべきポイント

1. 分枝型IPMNでは通常型膵癌を合併する例があり,定期的な画像検査が必要である.
2. MRCPの読影に気をつける必要があり,MRI(DWI)は併存膵癌の発見に有用である.
3. EUSは小膵癌の診断に不可欠である.
4. 膵癌を疑う症例において病理診断が求められる場合,画像所見(膵管狭窄の有無,明らかな腫瘤の有無など)により,適切な組織採取法を選択する必要がある.

ミニレクチャー 1

10 mm以下の小膵癌
Small pancreatic carcinoma

- 膵癌の予後改善には早期診断が不可欠であり，10 mm以下の腫瘍径での発見が望まれる．
- しかし，腫瘍径が10 mm以下でも，浸潤部組織型の違いにより浸潤様式，進展様式が異なる．

1 高分化型腺癌

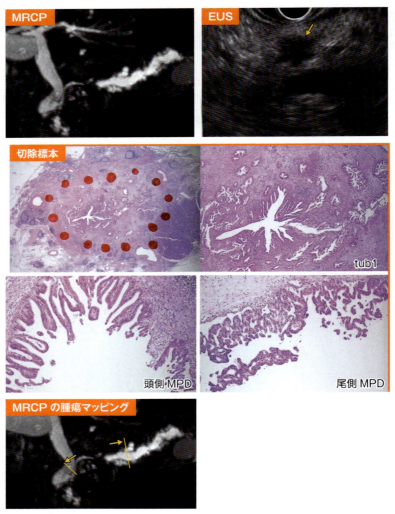

膵体部の腫瘍径10×9 mmの膵癌で，高分化型腺癌の形態で浸潤している．pT1，cStage Iであるが，主膵管内進展が比較的広い範囲に認められる．
主膵管内進展距離（➡）：頭側18 mm，尾側13 mm．

2 中分化型・低分化型腺癌

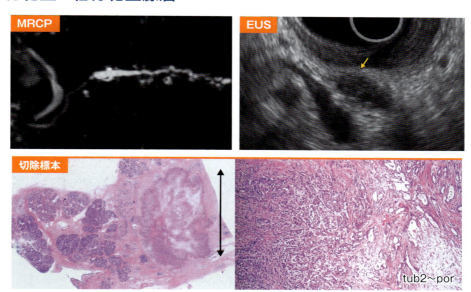

膵体部の腫瘍径8×6 mmの膵癌であるが（⇔），浸潤部ではtub2～porの像を呈し，わずかにpRp（＋）のためpT3，cStage ⅡAの診断となる．主膵管内進展はわずかに頭側，尾側4 mmである．

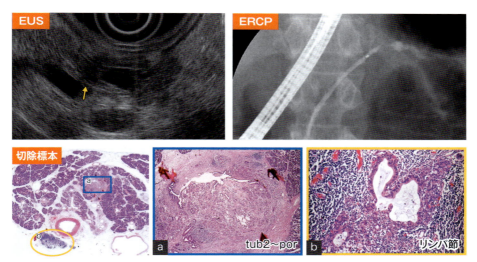

膵体部の腫瘍径8×4 mmの膵癌であるが，浸潤部ではtub2～porの像であり，近傍の6 mmのリンパ節内に1 mmの転移を認め，pT1，N1，cStage ⅡBであった．主膵管内進展は尾側7 mmである．

> 👉 **注意点**
> ・高分化型腺癌では膵管内進展しやすい．
> ・中分化型～低分化型腺癌では早い段階で深部に浸潤しやすく，膵管内進展はあっても距離は短い．

Case 3 限局性の主膵管狭窄

- 78歳，男性．
- 腹痛にて前医入院．CTで主膵管拡張を指摘され紹介．
- 家族歴：父が膵癌．
- 血液検査所見：γ-GTP 99, CA19-9 44.1 U/mL．

CPCのポイント

1. 主膵管狭窄の原因は？

画像所見

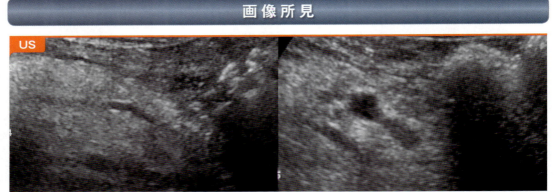

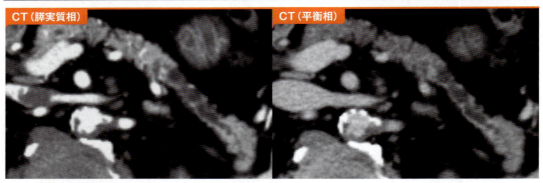

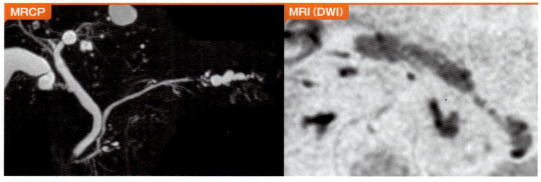

USでは膵尾部の主膵管拡張は確認できるが，腫瘤像は指摘できない．CTで膵尾部の主膵管拡張と実質の萎縮を認めるが，腫瘤像は認めない．MRCPでは，膵尾部主膵管に限局性の狭窄を認め，尾側主膵管の拡張がみられる．MRI（DWI）では異常な高信号はみられない．

Case 3　限局性の主膵管狭窄

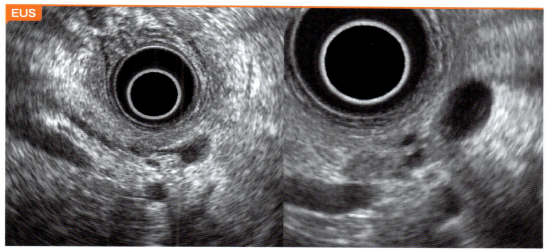

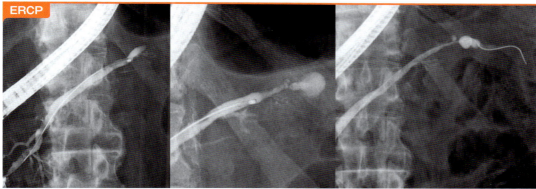

EUSでは膵実質に慢性膵炎を疑う所見は認めない．膵尾部の主膵管狭窄の近傍にやや低エコーを示す領域を認めるが，境界はやや不明瞭である．ERCPでは主膵管に限局性で長さ15 mm程度の狭窄がみられる．ガイドワイヤは尾側に通過し，拡張した尾側主膵管が造影される．

画像診断のまとめ

　主膵管の限局性の狭窄で，狭窄長が15 mm程度であり，周囲にはEUSでやや低エコーの領域を認めるが，腫瘤とは認識できない．通常型膵癌を疑う所見とは考えられず，膵上皮内癌を疑う．

術前病理診断

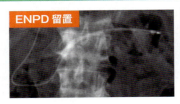
ENPD 留置

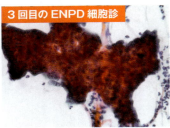
3 回目の ENPD 細胞診

初回診断時 ENPD 細胞診で提出した 6 回すべて陰性．6 ヵ月後の 3 回目の ENPD 細胞診で疑陽性，腺癌を強く疑う所見が得られた．

臨床診断と術式

- 術前診断：膵癌（上皮内癌疑い）
- 術式：尾側膵切除（DP），D2 郭清
- 進展度診断：S(−)，RP(−)，PV(−)，A(−)，Tis，cStage 0

病理所見

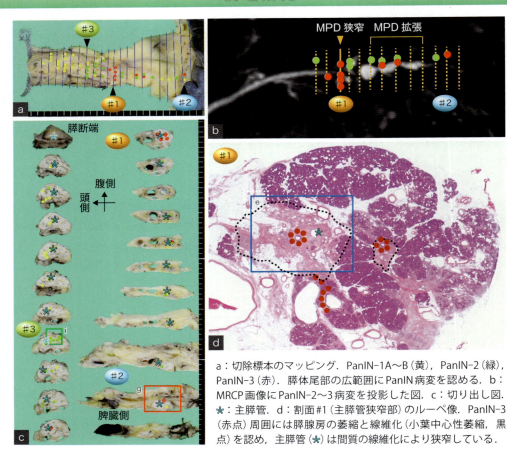

a：切除標本のマッピング．PanIN-1A〜B（黄），PanIN-2（緑），PanIN-3（赤）．膵体尾部の広範囲に PanIN 病変を認める．b：MRCP 画像に PanIN-2〜3 病変を投影した図．c：切り出し図．＊：主膵管．d：割面 #1（主膵管狭窄部）のルーペ像．PanIN-3（赤点）周囲には膵腺房の萎縮と線維化（小葉中心性萎縮，黒点）を認め，主膵管（＊）は間質の線維化により狭窄している．

Case 3　限局性の主膵管狭窄

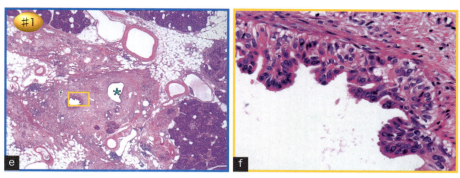

e：割面#1（主膵管狭窄部の弱拡大像）．PanIN-3周囲の小葉中心性萎縮と主膵管（*）の狭窄．主膵管上皮は扁平化し，異型は認められない．f：クロマチン凝集した類円形腫大核を有するN/C比の高い異型上皮が，極性の消失，核の管腔側への躍り上がりを呈し増殖している．PanIN-3/上皮内癌と診断した．

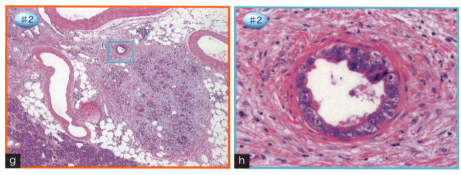

g，h：割面#2（膵尾部，脾臓側）のPanIN-3．小葉中心性萎縮と分枝膵管のPanIN-3を認める．

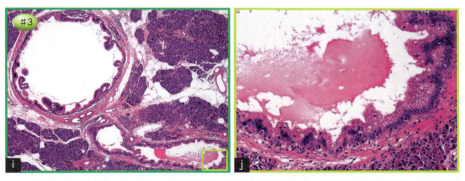

i，j：割面#3（膵体部）のPanIN-2．低乳頭状に増殖する異型上皮．偽重層を呈するが，核は小型で極性の乱れはない．

最終病理診断

　分枝膵管，主膵管に種々の異型度を示すPanIN病変を認め，PanIN-3は分枝領域に多発してみられた．分枝膵管に発生したPanIN-3による膵腺房の小葉中心性萎縮と線維化により，主膵管狭窄をきたしたと考える．PanIN-1～2に伴った小葉中心性萎縮も複数認められた．

▶ 膵上皮内癌 (Carcinoma in situ)
Pt, high-grade PanIN（PanIN-3），pTis, pPCM0, pDPM0, pN0, M0, pStage 0, R0.

CPC ディスカッション　Q & A

Q1 ENPD細胞診で癌の診断が得られず，3ヵ月ごとの経過観察が行われたが，画像に変化はあったか？

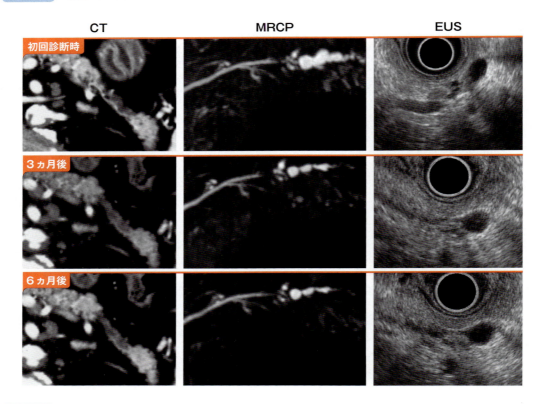

A 3ヵ月ごとのCT，MRCP，EUS所見を示す．CTでは尾側の主膵管拡張，膵実質の萎縮程度に変化は認めない．MRCPでも主膵管の狭窄形態には変化を認めない．EUSでの主膵管狭窄近傍の境界やや不明瞭な低エコー領域にも明らかな変化はみられない．ERCPでも著変は認めなかった．上皮内癌が浸潤せずに膵管上皮内に留まっている期間は長いことが考えられる．

Case 3 限局性の主膵管狭窄

Q2 ENPD細胞診を3回行っているが，細胞診の詳細は？

A ENPDチューブを留置し，膵液を採取し，計6回提出している．
　初回：ENPD先端は狭窄手前に留置．6回中，陰性2，不適正4．
　2回目：ENPD先端は狭窄を越えて留置．6回中，疑陽性1，陰性1，不適正4．
　3回目：ENPD先端は狭窄を越えて留置．6回中，癌を強く疑う1，陰性5．

細胞診では十分な細胞量が採取できていないことが多く，複数回の検体の提出が重要である．また，ENPDチューブの先端は狭窄部を越えて留置する必要がある．

Q3 EUSでの主膵管狭窄近傍の低エコー領域は何を反映しているのか？

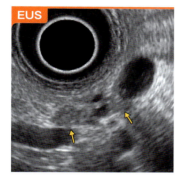 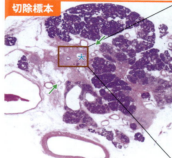 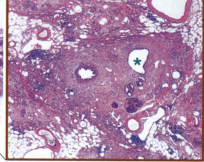

A EUSの低エコー領域（→）は，病理学的に線維化と腺房の脱落部（→）に一致すると考えられる．線維化の中心は主膵管（*）からややずれており，分枝膵管周囲の膵炎変化が主体である．主膵管上皮に癌は認めず，分枝膵管に上皮内癌を認めることから，上皮内癌の発生により近傍に膵炎変化が起こり，その結果主膵管狭窄をきたしたと考える．

❗ 本例から学ぶべきポイント

1. 主膵管の限局狭窄は上皮内癌を疑うべき所見である．
2. 限局する膵萎縮所見も上皮内癌を疑う所見の一つである．
3. 経過観察にはENPD細胞診を繰り返し行う必要がある．

ミニレクチャー 2

膵上皮内癌

Carcinoma in situ of the pancreas

- 膵上皮内癌は限局性の主膵管狭窄として発見されることが多いが，主膵管に癌が存在するとは限らない．2例の具体例を示すが，分枝膵管に癌が発生し，主膵管に一部進展していると考えられる．
- 主膵管狭窄の周囲には線維化と腺房の脱落所見が認められ，分枝に発生した癌により炎症，線維化が起こり，その結果主膵管狭窄をきたしていると思われる．

1 広範囲に広がる膵上皮内癌

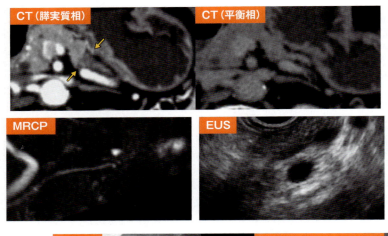

CTにて膵体尾部の萎縮（⇒）がみられ，MRCPでは比較的長い範囲の狭窄を呈する．EUSでは主膵管狭窄周囲に低エコー領域を認めるが，腫瘤はみられない．

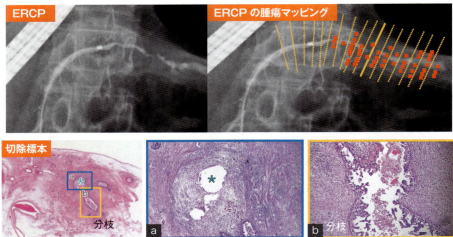

主膵管（＊）狭窄周囲は線維化が高度であり，腺房は脱落している．主膵管狭窄部の膵管上皮には癌を認めず（a），分枝膵管内に癌がみられ（b），広範囲に癌が広がっている．

2 狭い範囲の膵上皮内癌

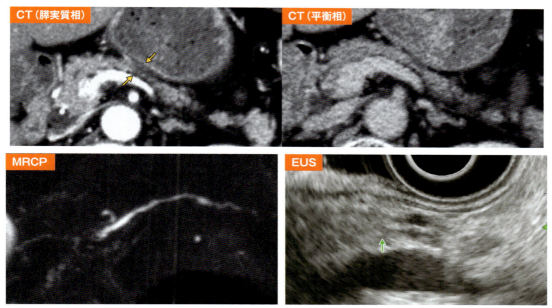

CTで膵体部の菲薄化がみられる（➡）．MRCPで主膵管狭窄と尾側の軽度拡張を認める．
EUSでは主膵管狭窄周囲にわずかな低エコー領域（➡）を認めるが，腫瘤としては認識できない．

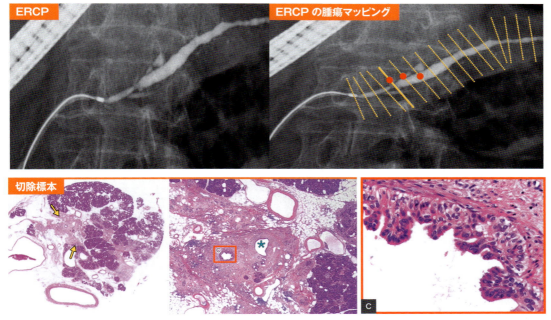

主膵管の短い範囲での狭窄であり，上皮内癌は3切片のみに認められた．主膵管（★）狭窄近傍では限局性の線維化と腺房脱落がみられる（➡）．狭窄部の主膵管上皮には異型を認めず，近傍の分枝膵管に上皮内癌が認められる（c）．

COLUMN　胆膵内視鏡医と消化管内視鏡医

　学会や研究会などで，自分の専門領域である胆膵内視鏡医とお酒を飲む機会は多いが，同じ消化器内科医でも消化管内視鏡医との酒席は意外と少ない．以前にそのような機会があったときに，いつもとは場の空気が少し違うなと感じたことがあった．つまり，普段であれば学会での話題はそこそこに下世話な話題などで盛り上がるところであるが，消化管内視鏡医たちの酒席では，お酒が進むにつれ，学会場でされるようなディスカッションに熱が入ってきたのである．
　同じ消化器内科医でありながら，なぜこのような相違があるのか，ふと疑問に思った．
　そもそも消化管の内視鏡検査は，小さな病変を発見してより正確に診断することが第一の目的であり，消化管用の内視鏡は拡大観察や特殊光観察など，内視鏡の観察性能をより向上させるように発展してきた．一方，胆膵の内視鏡検査は結石を除去したり，ステントを留置したりすることがおもな目的であり，胆膵用の内視鏡は処置がより行いやすいように鉗子チャンネルを大きくし，乳頭が正面視しやすいような構造に改良されてきた．つまり，同じ内視鏡検査であっても目的とするところが大きく異なっているわけである．
　ここからは私の独断と偏見であるが，拡大観察など，精緻で美しい画像といった視覚的なことに興味をもつ消化器内科医は消化管内視鏡医を目指し，一方，胆管挿管やステント留置など，細いところに管を通すような手技的なことに興味をもつ消化器内科医は胆膵内視鏡医を目指すのではないか．したがって，それぞれの専門医が集まって宴会が始まると，それぞれの特色が出るのではないかというような結論に至った．一般的に外科医には陽気で社交的な人が多いように，それぞれの科にはそれぞれ独特の雰囲気があることも納得できる気がした．
　近年，消化器内視鏡検査はESDやEUS関連処置など新しい分野の発展が著しい．たとえばESDでは術前診断の重要性に加え，治療手技にも熟練を要する．また，治療時間も今までの内視鏡検査と比較して，長時間を要することが多い．果たして，このような分野に興味をもつ消化器内科医とはどんな人たちなのであろうか．一度，彼らと酒席をともにしたいものである．

〔高橋　邦幸〕

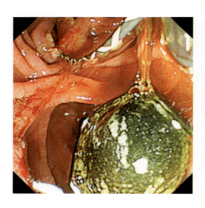
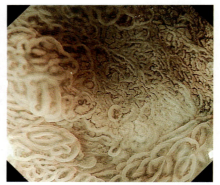

Case 4　膨張性発育を示す膵腫瘤？

- 70代，男性．
- 皮膚瘙痒感および皮膚黄染を主訴に近医受診，精査加療目的に紹介．
- 血液検査所見：T-Bil 10.6 mg/dL，CEA 9.3 ng/mL，CA19-9 887 U/mL．

CPCのポイント

1. 診断は？
2. 進展度は？

画像所見

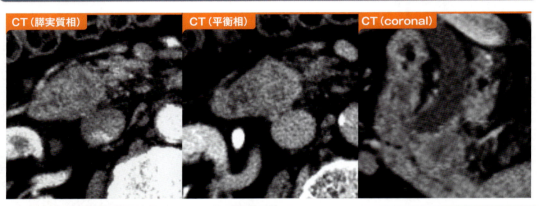

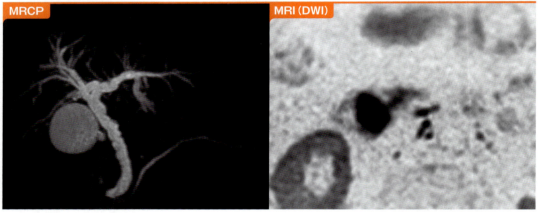

CTの膵実質相ではやや低吸収を示す腫瘤で，遅延性に辺縁から濃染し，内部も徐々に造影される．coronal像で乳頭部近傍の下部胆管が腫瘤により圧排狭窄し，上流の胆管拡張がみられる．MRCPでは胆管の拡張を認め，乳頭近傍で圧排狭窄がみられる．MRI（DWI）では腫瘤は強い高信号を呈する．

Case 4 膨張性発育を示す膵腫瘤?

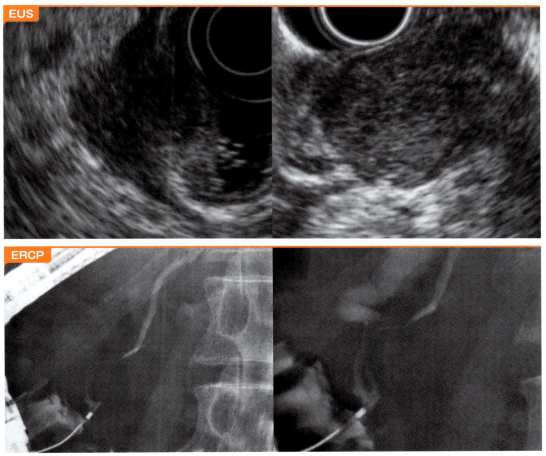

EUSで膵頭部の腫瘤が十二指腸側に平滑な膨張性発育を示し,膵実質側で輪郭結節状を呈している.腫瘤は全体として低エコーであるが,内部エコーレベルがやや高い.ERCPでは主膵管と下部胆管に圧排狭窄所見がみられる.

画像診断のまとめ

CTでは膵頭部に遅延性に辺縁が濃染する腫瘤を認め,MRI(DWI)では強い高信号を呈する.EUSで腫瘤は膨張性発育要素を有し,内部エコーレベルがやや高い.ERCPでは主膵管と下部胆管に圧排狭窄所見がみられることから,特殊型膵癌を疑う.

術前病理診断

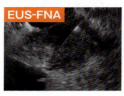
EUS-FNA

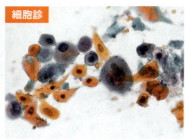
細胞診

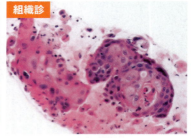
組織診

経乳頭的胆管生検で悪性所見は認められず，EUS-FNA を施行した．細胞診で，角化を伴う扁平上皮癌成分が同定され，組織診で扁平上皮癌成分と共に少量の細胞内粘液を有する腺癌の混在がみられたことから，腺扁平上皮癌と診断した．

臨床診断と術式

- 術前診断：膵腺扁平上皮癌
- 術式：膵頭十二指腸切除（SSPPD），D2郭清
- 進展度診断：S(−)，RP(+)，CH(+)，DU(+)，PV(−)，A(−)，cStage III

病理所見

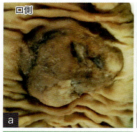

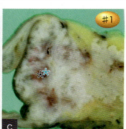

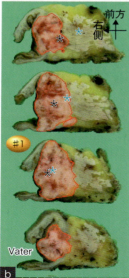

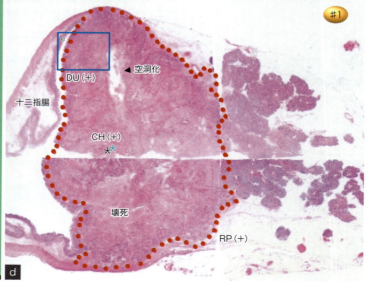

a：固定後の Vater 乳頭部．びらんを伴う粘膜下腫瘍様隆起．一部で腫瘍の露出を認める．b：標本割面と腫瘍マッピング．癌（赤），主膵管（✱），総胆管（★）を示す．c：割面 #1 の肉眼像．内部に出血を伴う灰白色調の境界比較的明瞭な結節性病変．乳頭部・十二指腸に浸潤している．d：割面 #1 のルーペ像．腫瘍は膨張性・圧排性に発育し，内部は壊死や空洞化（嚢胞変性），出血が目立ち，不均一．十二指腸粘膜下層まで広く浸潤し，一部粘膜面に露出している．膵後方組織へ浸潤を認める．

Case 4 膨張性発育を示す膵腫瘍？

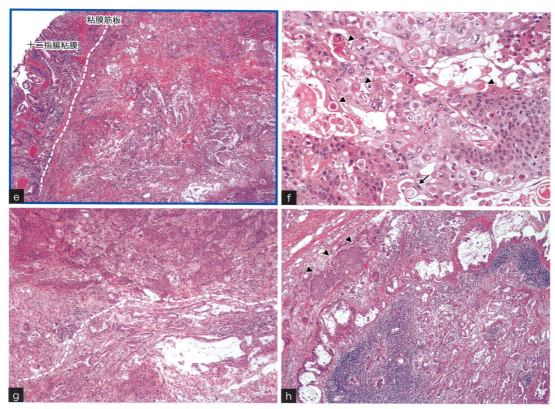

e：十二指腸粘膜下層へ浸潤する扁平上皮癌（SCC）成分．出血，壊死を伴う．f：個細胞角化と層状分化を伴う分化型SCCが腫瘍の主体で，同一腫瘍胞巣内に細胞内粘液を含む腺癌成分を混じる（➡：個細胞角化，▶：細胞内粘液）．高度異型核と好酸性胞体を有する核中心性の腫瘍細胞が，間質反応の介在に乏しくシート状に増殖する．g：SCCと中分化型管状腺癌が境界不明瞭に混在する（写真上：SCC，下：腺癌）．角化を伴い充実胞巣状，索状に浸潤するSCCと，粘液産生を伴い癒合管状，不整管状に浸潤する中分化相当の管状腺癌．h：#13bリンパ節に，腺癌と扁平上皮癌（▶）両成分の転移を認める．

最終病理診断

一つの腫瘍内に腺癌とSCCの両者の成分がみられ，SCC成分が30％以上の場合に腺扁平上皮癌に分類される．膨張性発育することが多い．本例では腫瘍の大部分は高分化型SCCからなっていた．

▶ 腺扁平上皮癌（Adenosquamous carcinoma）

Ph, pTS2（4.0×2.7×3.0 cm）, nodular type, adenosquamous carcinoma, pT3, med, INFb, ly2, v2, ne0, mpd0, pCH1, pDU1, pS0, pRP1, PV0, A0, pPL0, OO0, pPCM0, pBCM0, pDPM0, pN1a（#13b）, M0, pStage ⅡB, R0.

CPC ディスカッション　Q&A

Q1　膵腺扁平上皮癌の診断のポイントは？

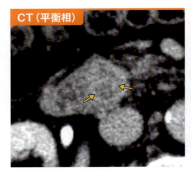
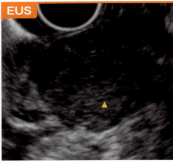
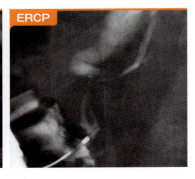

A　膵腺扁平上皮癌は，CT では内部の大部分は造影効果に乏しいが，一部に造影効果を有する．特に周囲に遅延性に濃染する所見（➡）を呈し，超音波像（US/EUS）では境界明瞭な低エコー腫瘤であるが，内部エコーがやや高く（▲），輪郭として膨張性発育を反映した平滑部分を伴うことが特徴である．また，膵管あるいは胆管には圧排狭窄所見が主体であり，腫瘍の膨張性発育の特徴を示す所見である．
以下に他の膵腺扁平上皮癌の2例の画像を示す．いずれも膨張性発育の形態であり，腫瘍内部は造影効果に乏しく，辺縁がリング状に造影される所見を示している．

症例 1

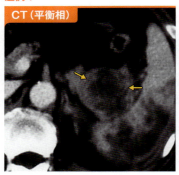
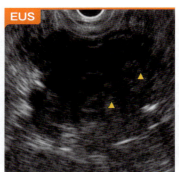
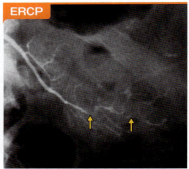

CT で膵尾部の腫瘍は膨張性発育を示し，辺縁にリング状の造影効果（➡）を認める．EUS では低エコー腫瘤の内部エコーがやや高く（▲），ERCP では膵尾部主膵管に圧排所見（➡）を認める．

Case 4　膨張性発育を示す膵腫瘤？

症例2

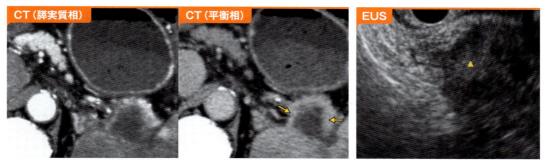

CTで膵尾部腫瘤の辺縁がリング状に造影効果（➡）を認める．EUSでは低エコー腫瘤の内部エコーがやや高い（▲）．

 閉塞性黄疸を伴う膵腫瘤に対する組織診断の方法は？

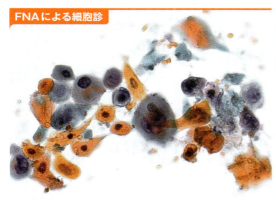
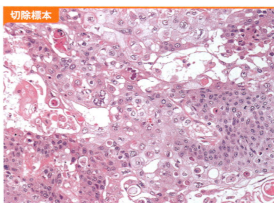

A　膵頭部腫瘤で黄疸があり，術前補助化学療法予定などで胆道ドレナージが必要な例に対する組織採取に際しては，経乳頭的なアプローチが行われることが多いが，診断が得られない場合にはEUS-FNAを行う．特に特殊型膵癌を疑う場合には，SCCやanaplasticの部分が採取できれば確定診断に至る．本例のように髄様な増殖を示す腫瘍では，EUS-FNAにて検体が比較的良好に採取できることが多い．

❗ **本例から学ぶべきポイント**

1. 膨張性発育，辺縁の造影効果，膵管の圧排所見をみた場合には腺扁平上皮癌を疑う．
2. 経乳頭的生検・細胞診で診断困難な場合には，EUS-FNAを考慮する．

Case 5 下部胆管狭窄？

- 70代，女性．
- 褐色尿を主訴に前医受診．採血で黄疸を指摘され，精査目的に紹介．
- 血液検査所見：T-Bil 15.0 mg/dL，CA19-9 486.5 U/mL．

CPC のポイント

1. 診断は？
2. 進展度は？

画 像 所 見

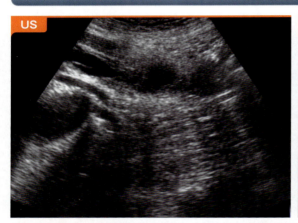
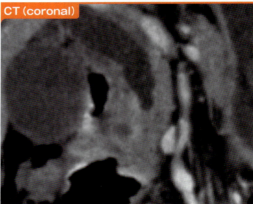
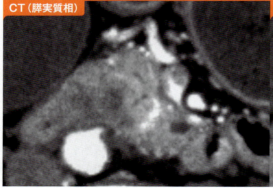
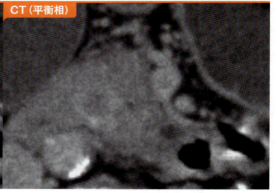

USでは膵頭部に周囲との境界明瞭な低エコー腫瘤を認め，下部胆管を狭窄している．CTのcoronal像では腫瘤によって胆管狭窄を呈している．膵実質相では辺縁がやや造影され，内部が低吸収から遅延性に濃染する領域と，背側に低吸収から遅延濃染を示す領域がみられる．

医療スタッフ必携。南江堂の好評書籍

今日の治療薬 2017 解説と便覧
- 編集 浦部晶夫・島田和幸・川合眞一
- 解説に「高齢者への投与」を，便覧は「高齢者への注意喚起マーク」を挿入
- 便覧は新規追加適応をマークと下線で差別化
- 配合剤の「逆引き」表記を新設

■B6判・1,392頁 2017.1. 定価（本体4,600円+税）

今日の処方 改訂第5版
- 編集 浦部晶夫・大田健・川合眞一・島田和幸・菅野健太郎
- 各疾患ごとに，薬剤の投与量・投与法など具体的な処方例を，病態や病態，重症度に応じて段階的に解説．今版から禁忌・副作用などの「処方上の注意」や「専門医紹介のタイミング」が追加．

■B6判・1,220頁 2013.11. 定価（本体6,800円+税）

臨床基本手技実戦マニュアル (DVD付) 改訂第2版
- 監修 亀岡信悟
- 編集 滝口 進・板橋道朗・瀬下明良・神尾孝子・世川 修・荒武寿樹
- 臨床現場で必須の基本手技の実際を，臨場感あふれる写真をふんだんに用いて，ステップ・バイ・ステップで示した．手技の流れとポイントが動画で分かるDVD付き．研修医必携の，実戦志向のマニュアル．

■B5判・174頁 2013.11. 定価（本体5,500円+税）

当直医実戦マニュアル 改訂第5版 増補版
- 監修 実戦マニュアル編集委員会
- 編集 亀岡信悟・梅田悦生・滝口 進・瀬下明良
- 今増補版では薬剤に関する情報・ガイドライン等を最新のものに更新．入院させるか，他院に搬送すべきか，翌日までどうしのぐか，といったノウハウを凝縮させた一冊．

■B6変型判・448頁 2014.4. 定価（本体4,900円+税）

実戦 外科診療ハンドブック
- 監修 亀岡信悟
- 編集 瀬下明良・神尾孝子・板橋道朗・齋藤 登・世川 修
- 編集協力 三宅邦智・成田 徹
- 東京女子医科大学第二外科の「一般外科（general surgeon）」の特色を活かし外来・病棟から手術室まで一般外科領域における基本知識・手技を網羅したハンドブック．

■B6変型判・312頁 2015.4. 定価（本体4,200円+税）

アトラス応急処置マニュアル 原書第9版増補版
- 監訳 山本保博・黒川 顯
- 翻訳主幹 横田裕行・大友康裕
- 日常現場で求められる応急処置の考え方と手順の要点を豊富なカラー写真で解説．病態生理や応急処置の基本的事項もより充実．増補版では，AHAガイドライン2010に準拠してCPRやケース別対応の記述を見直した．

■A5判・286頁 2012.9. 定価（本体2,800円+税）

赤ちゃんと子どもの応急処置マニュアル 原書第5版
- 監訳 横田裕行
- 翻訳主幹 植田育也・荒木 尚
- 突然の思いがけない事故に遭遇しやすい成長期の乳・幼・小児に絞って，親，保育者，教育者向けにビジュアルな紙面でその対処法を簡潔に解説した英国赤十字社の翻訳書．

■B5変型判・128頁 2014.11. 定価（本体2,700円+税）

がん薬物療法 現場のルール 一般臨床で役立つポケットマニュアル
- 総編集 弦間昭彦
- 編集 久保田馨・勝俣範之・宮 敏路
- 一般病院でがん薬物療法を行う際に必要なエッセンスを，「疾患別薬物療法」と「薬剤事典」の2部構成でポケットサイズに凝縮．推奨レジメンや専門医の工夫を箇条書きで解説．

■新書判・304頁 2016.9. 定価（本体3,800円+税）

失敗しない処方のしかた 84ケースから学ぶ有害反応と適正使用
- 著 藤村昭夫
- 84の失敗例から処方の際に必要な臨床薬理学の知識（相互作用，薬物動態，腎障害・高齢者との関連など）を分かりやすく解説．有害反応のない処方が身につく．

■A4判・224頁 2017.2. 定価（本体3,200円+税）

リウマチ・膠原病診療ゴールデンハンドブック
- 編集 竹内 勤
- 臨床症状の見極めかたから，各種検査の要点，治療法・治療薬の知識，各疾患へのアプローチ，エマージェンシーまで，エッセンスを凝縮．各疾患の分類基準，重症度分類も収載．

■新書判・352頁 2017.1. 定価（本体4,000円+税）

ケーススタディでわかる 脱ポリファーマシー
- 編集 徳田安春
- ケーススタディでみる薬剤カスケードと脱処方の実際，薬剤師の視点を通したコメントで多剤併用の解決法を指南．多剤併用の危険を見抜き，適正な薬物療法を実践するための医師，薬剤師必携の一冊．

■B5判・234頁 2016.10. 定価（本体3,800円+税）

あるある症例から学ぶ! 薬学的思考トレーニング
- 著 菅野 彊・野口克美
- その患者さん，このままの処方で本当に大丈夫？一見なんでもない"あるある症例"から薬剤師として何を考えることができるのか．薬物動態学や薬物有害事象のプレアボイド，処方箋チェック技術など臨床現場で必要とされる知識・技能を包括的に解説．

■B5判・136頁 2016.10. 定価（本体2,800円+税）

がん治療の疑問をメーリングリストで解決した件。薬剤師が知りたいがんの疑問52件をバッチリ解説!
- 編集 日本臨床腫瘍薬学会
- 日本臨床腫瘍薬学会の会員間で好評の会員限定メーリングリストの内容を書籍化．薬剤師から寄せられた疑問のなかから，注目度・重要度が高い内容を精選．

■新書判・230頁 2016.9. 定価（本体3,000円+税）

患者に説明できる調剤報酬
- 著 福島紀子・上村直樹・岸本桂子・澁谷弘治
- 調剤報酬をやさしく解説．患者さんからの疑問に答える「実務編」，調剤報酬がつくられる経緯をまとめた「総論編」，調剤報酬を体系的にまとめた「資料編」の三部構成．

■B5判・196頁 2016.10. 定価（本体2,400円+税）

続々 違いがわかる! 同種・同効薬
- 編集 黒山政一・大谷道輝
- 同種・同効薬の違いをわかりやすくまとめた好評書の第3弾．「経口抗肝炎ウイルス薬」「狭心症治療薬」「SGLT2阻害薬」など日常業務ですぐに役立つ12薬効群を収載．

■B5判・164頁 2016.9. 定価（本体2,500円+税）

ゴールデンハンドブックシリーズ

書名	版	定価（本体+税）	発行年月
甲状腺・副甲状腺診療 ゴールデンハンドブック		3,500円+税	2012.11.
腎臓病診療 ゴールデンハンドブック		4,200円+税	2009.4.
小児・新生児診療 ゴールデンハンドブック	改訂第2版	4,500円+税	2016.5.
皮膚科診療 ゴールデンハンドブック		4,500円+税	2007.5.
肝臓病診療 ゴールデンハンドブック	改訂第2版	4,000円+税	2012.10.
呼吸器診療 ゴールデンハンドブック		4,200円+税	2008.10.
透析療法 ゴールデンハンドブック		3,200円+税	2007.11.
血液内科 ゴールデンハンドブック	改訂第2版	4,600円+税	2016.10.
神経内科 ゴールデンハンドブック	改訂第2版	4,000円+税	2014.4.
糖尿病治療・療養指導 ゴールデンハンドブック	改訂第2版	3,000円+税	2013.2.
循環器内科 ゴールデンハンドブック	改訂第3版	4,800円+税	2013.3.
緩和ケア ゴールデンハンドブック	改訂第2版	3,200円+税	2015.6.
腫瘍内科 ゴールデンハンドブック		3,800円+税	2010.8.
感染症診療 ゴールデンハンドブック		3,800円+税	2007.5.
内分泌・代謝 ゴールデンハンドブック		3,800円+税	2015.12.
アレルギー診療 ゴールデンハンドブック		3,800円+税	2013.6.

薬剤の"選び方と使い方のコツ"を具体的に解説

- **心房細動治療薬の選び方と使い方** 著 小川 聡 定価（本体2,500円+税） 2012.9.
- **脳卒中治療薬の選び方と使い方** 編著 棚橋紀夫 定価（本体2,500円+税） 2011.3.
- **皮膚外用薬の選び方と使い方** 改訂第4版 著 西岡 清 定価（本体2,500円+税） 2009.4.

"ここが知りたかった"さまざまな疑問に実践的に答えた

- ここが知りたかった 認知症・パーキンソン病スーパー処方 専門医の処方を解析
  ■162頁 2014.12. 定価（本体2,800円+税）
- ここが知りたかった 在宅ケアのお薬事情 薬剤師が答える111の疑問
  ■282頁 2013.9. 定価（本体2,800円+税）
- ここが知りたかった OTC医薬品の選び方と勧め方
  ■318頁 2013.10. 定価（本体3,200円+税）
- ここが知りたかった 向精神薬の服薬指導
  ■238頁 2012.10. 定価（本体3,200円+税）
- ここが知りたかった 緩和ケア（増補版）
  ■302頁 2016.6. 定価（本体2,900円+税）
- ここが知りたかった 腎機能チェック 薬剤師が処方せんと検査値から腎機能を評価するコツ
  ■182頁 2015.6. 定価（本体2,800円+税）

最新の治療 —年々進歩する専門領域の最新情報と治療方針を整理する。

*2017年はシリーズ中，4点(*)がリニューアル。

New
- 皮膚疾患 最新の治療2017-2018 (*)
- 消化器疾患 最新の治療2017-2018 (*)
- 腎疾患・透析 最新の治療2017-2019 (*)
- 血液疾患 最新の治療2017-2019 (*)

オンラインアクセス権付
- 感染症 最新の治療2016-2018
- 糖尿病 最新の治療2016-2018
- 呼吸器疾患 最新の治療2016-2018
- 循環器疾患 最新の治療2016-2017
- 眼科疾患 最新の治療2016-2018
- 産科婦人科疾患 最新の治療2016-2018
- 神経疾患 最新の治療2015-2017

各B5判 定価（本体8,000円+税）〜（本体10,000円+税）

* 刊行時期はホームページ等でご確認ください。オンラインアクセス権は付きません。

『糖尿病治療の手びき』を活用して患者指導を行う医師・医療スタッフのための"公式"ガイド。

糖尿病療養指導の手びき（改訂第5版）

● 編・著 日本糖尿病学会

■B5判・232頁 2015.5. 定価（本体2,800円＋税）

糖尿病性腎症病期分類や妊娠中の糖代謝異常と診断基準の統一化、高齢者糖尿病の血糖コントロール目標値の検討など知見も充実。

糖尿病診療ガイドライン2016

● 編・著 日本糖尿病学会

■B5判・560頁 2016.5. 定価（本体4,300円＋税）

注射療法導入の際に直面する様々な疑問、患者指導のポイントなどをわかりやすく解説し、実臨床ですぐに役立つ一冊。

いま知っておきたい 2型糖尿病の注射療法の疑問67

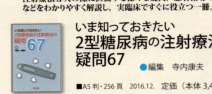

● 編集 寺内康夫

■A5判・256頁 2016.12. 定価（本体3,400円＋税）

---

①冒頭に結論を掲載 ②遭遇する可能性が高い病態に絞った ③「具体的にどうするのか」など要点を凝縮。

むかしの頭で診ていませんか？ 循環器診療をスッキリまとめました

● 編集 村川裕二

■A5判・248頁 2015.8. 定価（本体3,800円＋税）

抗線維化薬ピルフェニドンに関する知見の集積、新規治療薬ニンテダニブや、国際的なガイドラインや分類へに対応した改訂版。

特発性間質性肺炎 診断と治療の手引き（改訂第3版）

● 編集 日本呼吸器学会 びまん性肺疾患診断・治療ガイドライン作成委員会

■A4変型判・168頁 2016.12. 定価（本体3,800円＋税）

NSTの新手法、新栄養剤、基準・法律などの改正を盛り込んだ、NST専門療法士をめざすスタッフ必携。

一般社団法人日本静脈経腸栄養学会 静脈経腸栄養テキストブック

● 編集 一般社団法人日本静脈経腸栄養学会

■B5判・620頁 2017.3. 定価（本体5,000円＋税）

循環器領域の診療に関する31個の疑問を基礎医学の視点からひもといた一冊。

リクツがわからずに診療していませんか？

臨床力をアップさせる 循環器のギモン31

● 著 古川哲史

■A5判・204頁 2016.10. 定価（本体3,700円＋税）

「H.Pylori感染症の診断と治療のガイドライン2016改訂版」、新薬、2016年診療報酬改定についても盛り込んだ。レセプトの記入例も収載。

これでわかるピロリ除菌療法と保険適用（改訂第5版） ガイドラインに基づく活用法

● 著 高橋信一

■A5判・120頁 2016.11. 定価（本体2,500円＋税）

患者の何を見て、どのような質問を、どのタイミングで行い、その後どう対応するか。チャート図と豊富な会話例でリアルに体感できる。

よい質問から広がる 緩和ケア

● 著 余宮きのみ

■A5判・240頁 2017.2 定価（本体3,000円＋税）

"構造構成主義"という哲学から痛みを捉える新たな試みの書。理論を臨床に役立たせる実例も提示。

ナニコレ？ 痛み×構造構成主義 痛みの原理と治療を哲学の力で解き明かす

● 著 阿部泰之

■A5判・160頁 2016.6. 定価（本体2,800円＋税）

親しみやすい解説と豊富なイラストで「痛み」を楽しくマスター。

痛みの考えかた しくみ・何を・どう効かす

● 著 丸山一男

■A5判・366頁 2014.5. 定価（本体3,200円＋税）

見逃しがちなポイントを短時間で効果的に学べる。

感染症の診断って、こんなちょっとしたことで差がついちゃうんですね。

● 編集 柳原克紀

■A5判・120頁 2017.2. 定価（本体3,000円＋税）

「先生、せきが止まりません…」診断・治療に苦慮するケースの多い"せき"の見極めかた、治療のコツまでを解説。

プライマリ・ケアの現場でもう困らない！

止まらない"せき"の診かた

● 著 田中裕士

■A5判・180頁 2016.9. 定価（本体3,000円＋税）

「難しい題材なのに気軽に読める」。多くの反響があった雑誌『内科』の連載を書籍化。

恋する医療統計学 研修医凡太郎、統計の勉強をゼロから始めて学会発表までいきま〜す！

● 著 中川義久

■A5判・190頁 2015.4. 定価（本体2,700円＋税）

多彩な統計解析機能を組み込んだ統計ソフト「EZR」の開発者自身が解説。

初心者でもすぐにできる フリー統計ソフトEZR（Easy R）で 誰でも簡単統計解析

● 著 神田善伸

■B5判・214頁 2014.11. 定価（本体3,800円＋税）

新『人を対象とする医学系研究に関する倫理指針』に対応した、EBM・臨床研究の新しい入門書。

ゼロから始めて一冊でわかる！ みんなのEBMと臨床研究

● 著 神田善伸

■B5判・218頁 2016.10. 定価（本体3,600円＋税）

自身の経験に基づく「成功のポイント」「失敗談」もふくめた解説が具体的。

百戦錬磨のインターベンション医が教える 国際学会発表・英語論文作成 成功の秘訣

● 編集 村松俊哉

■A5判・236頁 2015.7. 定価（本体2,900円＋税）

実践的な研究発表のプレゼン・テクニックをビジュアルに解説。

あなたのプレゼン 誰も聞いてませんよ！ シンプルに伝える魔法のテクニック

● 著 渡部欣忍

■A5判・226頁 2014.4. 定価（本体3,000円＋税）

臨床雑誌『内科』2016年9月増大号（Vol.118 No.3）

【特集】健診・検診・人間ドック 読み方・進め方ガイドブック 今さら聞けない解釈の基本と対処

■B5判・346頁 定価（本体4,500円＋税）

主にかかりつけ医、実地医家向けに、健診・人間ドックの検査結果の読み方とその後の対処法を解説したマニュアル。一般診察、検体検査から、画像検査、がん検診までを網羅。検査施行時のコツや留意事項についても解説。"今さら聞けない基本"をいま一度整理できる一冊。

臨床雑誌『外科』2016年11月増刊号（Vol.78 No.12）

【特集】イラストで学ぶ 消化器外科再建法のすべて

■B5判・194頁 定価（本体6,400円＋税）

本書では、今日行われているさまざまな消化管再建法を網羅し、それぞれ得意とする外科医グループに考え方とテクニックをお示しいただいた。修練医にとってもベテラン医師にとっても極めて利用価値の高い一冊。（「編集にあたって」より抜粋）

雑誌『がん看護』2017年1-2月増刊号（Vol.22 No.2）

【特集】血液がん 最新治療と支持療法

● 編集 田村和夫・近藤美紀

■A4変型判・208頁 定価（本体3,300円＋税）

専門医による新規薬剤の概説と、看護師による経験例の紹介と考察をペアで読むことにより、認定・専門看護師、一般看護師の明日からの実践に役立つ。学校教育・就労問題、意思決定支援についても記載、包括的な血液疾患医療に関する特集である。

ご購入・ご注文はお近くの書店まで

 南江堂営業部　www.nankodo.co.jp

〒113-8410　東京都文京区本郷三丁目42-6
（営業）TEL 03-3811-7239　FAX 03-3811-7230

定価は消費税率の変更によって変動いたします。消費税は別途加算されます。

Case 5 下部胆管狭窄？

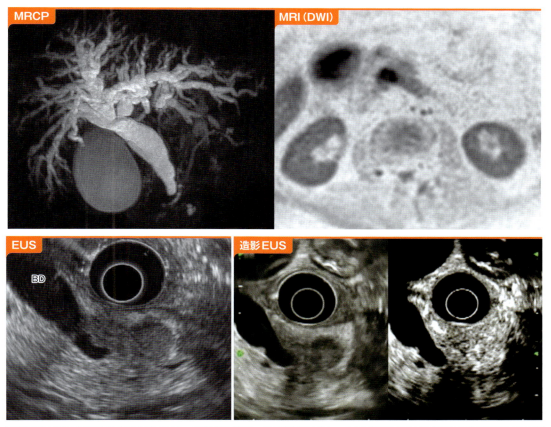

MRCPでは下部胆管の狭窄を認めるが，主膵管の狭窄・拡張は認めない．MRI (DWI)では膵頭部に結節状の高信号域を認める．EUSでは類円形の膨張性発育を示す低エコー腫瘤部と，これに連続して胆管（BD）周囲に広がる不整形の低エコー領域を認める．造影EUSを施行すると比較的早期から類円形部に染影効果が認められる．

画像診断のまとめ

　腫瘤はCTでは一部に造影効果を有する部分と低吸収域がみられ，遅延性に濃染している．EUSでは類円形の膨張性発育を示す低エコー腫瘤部と，これに連続して胆管周囲に広がる不整形の低エコー領域の二つのコンポーネントから形成されているように見える．造影EUSを施行すると，比較的早期から類円形部に染影効果が認められる．以上の所見から，腺扁平上皮癌，Anaplastic carcinomaなどの特殊型膵癌を疑う．

術前病理診断

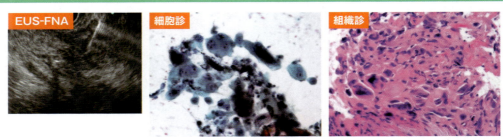

類円型の腫瘤として描出される部位に対してEUS-FNAを施行．細胞診および組織診にて奇怪な核を有する多形性の強い大型異型細胞が認められ，退形成癌と診断した．

臨床診断と術式

- 術前診断：退形成癌（Anaplastic carcinoma）
- 術式：膵頭十二指腸切除（SSPPD），D2郭清
- 進展度診断：TS2，CH（+），DU（+），T3，cStage IIA

病理所見

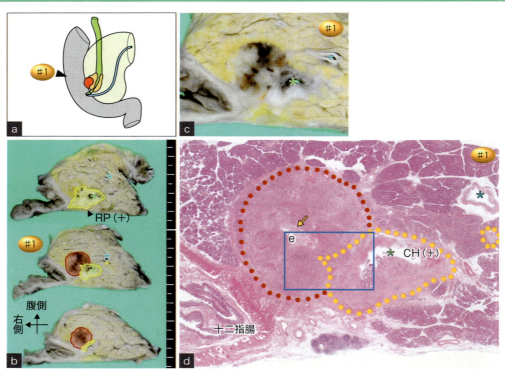

a：シェーマ．b：割面のマッピング．赤：退形成癌，黄：腺癌，✳：主膵管，✱：膵内胆管．膵頭部に18×12×19 mm大の結節性病変を認める．2種の成分からなる腫瘍である．膵内胆管周囲に管状腺癌，十二指腸寄りに退形成癌が分布する．c：割面#1の拡大像．胆管周囲を境界不明瞭な白色結節が囲む．十二指腸寄りに境界明瞭で出血を伴う類円形の灰白色調腫瘍性病変を認める．d：割面#1のルーペ像．腺癌の浸潤により膵内胆管は狭窄している．退形成癌は圧排性に増殖し，内部に壊死（⇨）を伴う．

Case 5 下部胆管狭窄？

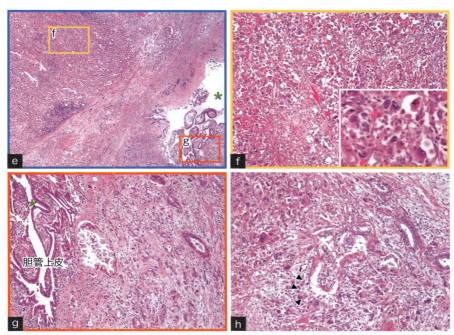

e：退形成癌と腺癌の境界部．f：奇怪な大型異型核を有する結合性が不明瞭な癌細胞が，壊死，出血を伴い髄様に増殖する退形成癌，多形細胞型．inset：強拡大．g：小型管状～孤在性に浸潤する中～低分化な浸潤性膵管癌が胆管へ浸潤する．h：両者は組織学的に移行像がみられる（▶）．

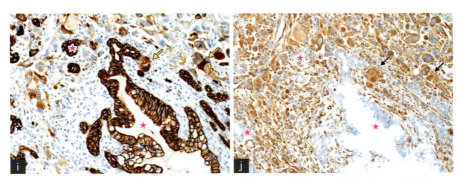

i：上皮系マーカーCK AE1/AE3が腺癌（★）に強陽性，退形成癌に弱陽性（⇨）．j：間葉系マーカーvimentinは腺癌に陰性，退形成癌に陽性．CKとvimentinがともに強陽性を示す多形性のある癌細胞（➡）が介在し，免疫形質も移行的である．

最終病理診断

　退形成癌と腺癌が混在する小膵癌．組織学的移行像から，腺癌が浸潤し退形成癌に変化したと考えられた．

▶ 退形成癌（Anaplastic carcinoma）（腺癌を伴う）

Ph, pTS1（1.8×1.2×1.9 cm），mixed type, anaplastic carcinoma with adenocarcinoma（mod-por），pT3, med-int, INFa-b, ly1, v3, ne2, mpd0, pCH1, pDU0, pS0, pRP1, PV0, A0, pPL0, OO0, pPCM0, pBCM0, pDPM0, pN1a（#13a），M0, pStage ⅡB, R0.

CPC ディスカッション　Q&A

Q1 Anaplastic carcinoma の画像所見の特徴は？

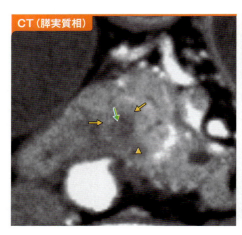
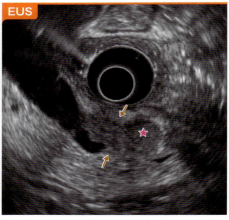

A Anaplastic carcinoma の画像所見は膨張性発育要素と造影での染影部と乏血部の存在が特徴であり，出血および壊死を伴うことが多い．本例では Anaplastic carcinoma の部位は CT で辺縁がやや造影され（→），内部は低吸収から遅延性に造影効果（→）を示していた．腺癌部分は乏血性（△）で遅延濃染を示し，EUS では anaplastic 部分は類円形で膨張性発育（★）を呈し，腺癌部は輪郭不整（→）を示している．
他の2例を以下に示すが，膨張性発育を呈し，比較的周囲が造影され，内部が低吸収域を示している．腫瘍内部に壊死を伴うことが多いのも特徴の一つである．

症例1

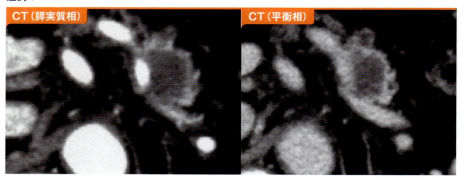

膵尾部の腫瘤でやや膨張性発育を呈し，CT の膵実質相で辺縁は染まるが，内部低吸収を示し，徐々に造影される．

症例2

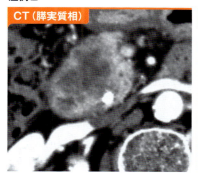
CT（膵実質相）

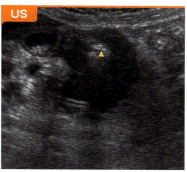
US

膵頭部のやや膨張性発育を示す腫瘍であり，CTの膵実質相で辺縁は染まるが，内部は低吸収を示している．USで内部に壊死を反映する高エコー域（△）を認める．

Q2 造影EUSでの造影態度の違いは何を反映しているか？

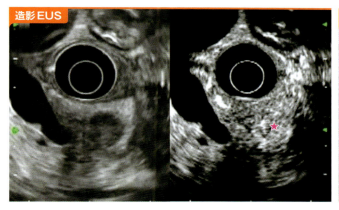
造影EUS

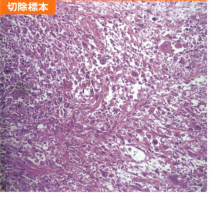
切除標本

A 通常型膵管癌は間質成分が多いため，造影US/EUSではhypoechoic lesionとして描出される例が多い．Anaplastic carcinomaでも内部には壊死を伴いやすく，早期濃染を示すことは少ないと考えられるが，本例のanaplastic部分では間質が少なく髄様であり，腫瘍性の毛細血管の増生がみられており，比較的早期から濃染（★）を示した可能性が考えられる．しかし，腺癌部分も通常に比べ染影効果がみられており，本所見がAnaplastic carcinomaに特徴的とは言い難い．造影EUS所見については，機器改良を含め今後のさらなる検討が必要である．

❗ 本例から学ぶべきポイント

1. 膨張性発育，腫瘍辺縁の造影効果と内部に乏血部を有する腫瘍の場合には，Anaplastic carcinomaが鑑別にあがる．

ミニレクチャー 3

腺扁平上皮癌と退形成癌
Adenosquamous carcinoma and Anaplastic carcinoma

- 腺扁平上皮癌（Adenosquamous carcinoma）は腺癌成分と扁平上皮癌成分が相接あるいは混在してみられるもので，扁平上皮癌成分が腫瘍の30％以上あるもの，退形成癌（Anaplastic carcinoma）は細胞分化が不明瞭な癌腫で，多くは一部に腺癌成分がみられる．
- 両者とも，腺癌が間質に浸潤した結果起こる浸潤癌の形態ととらえられる．

1 腺扁平上皮内癌

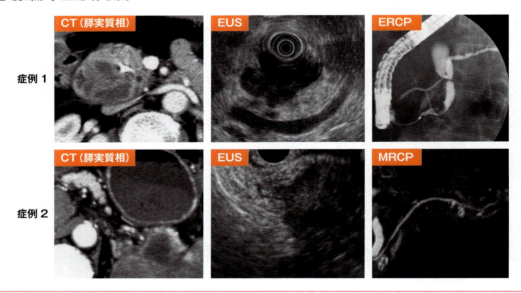

腺扁平上皮癌の画像所見のポイント

CTで造影効果を有する部位と乏しい部位の混在，もしくは辺縁にリング状の造影効果を認める．EUSでは膨張性の発育部がみられ，内部エコーがやや高い．膵管は圧排狭窄変化が主体である．

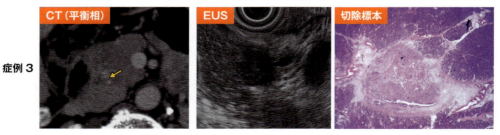

小さな腺扁平上皮癌．CTで遅延濃染を示す領域（⇒）を認め，EUSでは膨張性発育と内部エコーがやや高い．小型の腺扁平上皮癌も同様の特徴的所見を呈している．

2 退形成癌

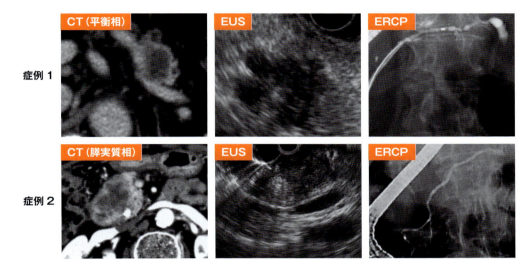

👉 退形成癌の画像所見のポイント

CTで造影効果を有する部位と乏しい部位の混在，もしくは辺縁にリング状の造影効果を認め，腺扁平上皮癌に類似する．ただし，腫瘍内部がlooseもしくは壊死傾向が強い．EUSでも膨張性の発育部がみられるがやや輪郭不整を伴い，内部エコーはやや高い．
膵管は圧排狭窄変化が主体である．

表　腺扁平上皮癌と退形成癌の画像所見の比較

		腺扁平上皮癌	退形成癌
腫瘤輪郭		膨張性発育	膨張性発育（凹凸伴う）
造影態度	早期相	辺縁high	辺縁high（やや強い）
	平衡相	辺縁high	辺縁high
内部エコー		やや高い	やや高い＋不均一
嚢胞変化		あっても少ない	あり（壊死，loose）
膵管の変化		圧排主体	圧排主体 膵管内腫瘤

👉 注意点

腺扁平上皮癌と退形成癌は類似した画像所見を呈するため，正確な鑑別は難しいが，特殊型膵癌の代表的所見として認識しておく必要がある．
ただし，退形成癌の特徴の一つに膵管内腫瘤がある（p.88「ミニレクチャー6」参照）．

Case 6 膵嚢胞性腫瘍 or 充実性腫瘍？

- 68歳，女性．
- がん検診のPET検査にて膵体部に腫瘤を指摘．
- 血液検査所見：異常なし．

CPCのポイント

1. 充実性腫瘍か嚢胞性腫瘍か？
2. 組織診断をどう得るか？

画像所見

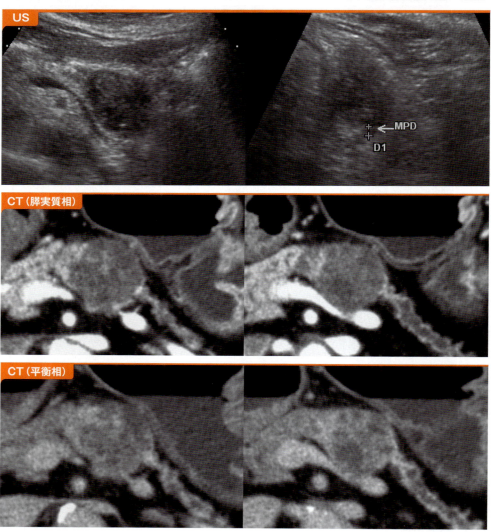

USでは膵体部に境界明瞭な低エコー腫瘤像を認め，尾側主膵管（MPD）の軽度拡張を認める．腫瘤内部には高エコー部と無エコー部が混在している．CTの膵実質相にて腫瘤の低濃度域内に網目状の染影効果を認める．平衡相で染影領域が広がり，尾側主膵管は拡張し，実質の萎縮を伴う．

Case 6 膵囊胞性腫瘍 or 充実性腫瘍?

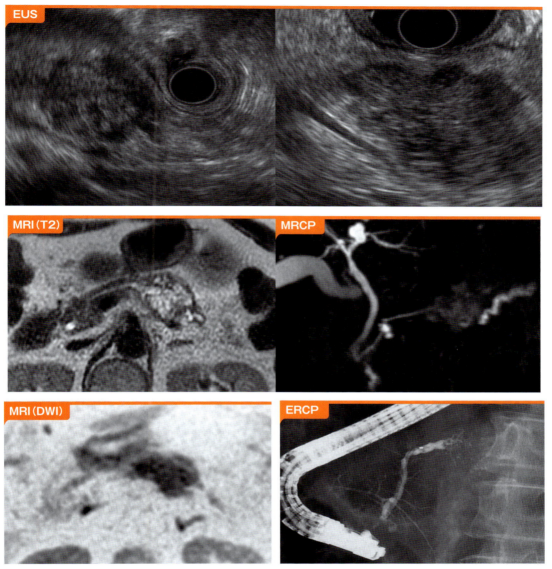

　EUSでは境界明瞭で辺縁に凹凸を伴う低エコー腫瘍であり，内部に高エコーと低エコーが混在する．腫瘍内部で主膵管は狭窄を呈している．MRIのT2では腫瘍内部は強い高信号を示すが，MRCPのheavily T2では強い高信号を呈していないことから，腫瘍内は水成分ではなく，粘液等と考える．MRI（DWI）では高信号は示していない．ERCPでは主膵管は閉塞に近い状態であり，内部に透亮像がみられる．

画像診断のまとめ

　腫瘍は囊胞と充実の混在した所見であり，内部に網目状の染影効果を認める．鑑別として，漿液性囊胞腫瘍（SCN）と粘液癌があがる．EUSでは主膵管の狭窄を認め，MRCPにより腫瘍部は水成分ではないこと，ERCPで主膵管が閉塞に近い状態であることから，粘液癌を強く疑う．

術前病理診断

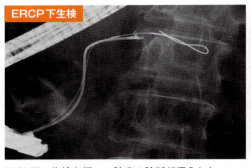
ERCP下生検

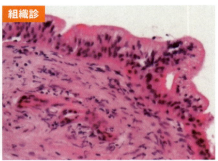
組織診

ERCP下の生検を行い，腺癌の診断が得られた．

臨床診断と術式

- 術前診断：粘液癌
- 術式：尾側膵切除（DP），D2郭清
- 進展度診断：S（＋），RP（＋），PVsp（＋），T3，cStage II A

病理所見

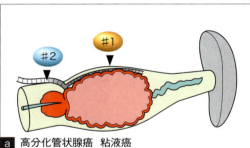
a 高分化管状腺癌　粘液癌

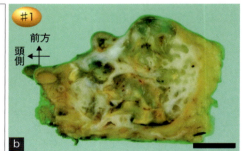
b #1　前方　頭側

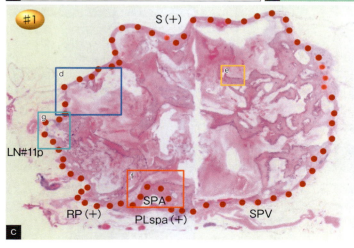
c #1　S（＋）　d　e　g　LN#11p　RP（＋）　f　SPA　PLspa（＋）　SPV

a：シェーマ．浸潤癌（赤）．
b：割面#1の肉眼像（腫瘍最大割面）．辺縁不整で境界明瞭な結節性病変．粘液による光沢感があり，白色調の隔壁様線維性間質が介在する．scale bar 1 cm．c：割面#1のルーペ像．3.3 × 2.4 cm大．豊富な粘液結節からなる．膵前方・後方浸潤，脾動脈神経叢（PLspa）浸潤あり．リンパ節#11pに直接浸潤する．

Case 6 膵嚢胞性腫瘍 or 充実性腫瘍？

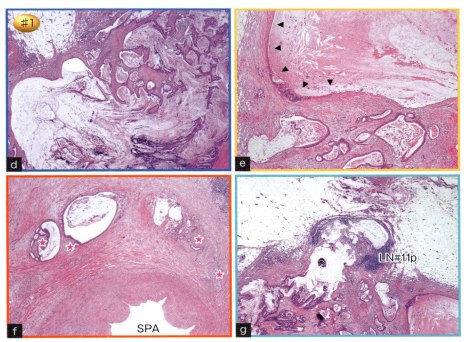

d：管状を示す癌性腺管が，著明な細胞外粘液産生により粘液結節を形成する．粘液結節が病変の50％を超えており，粘液癌と診断する．e：粘液結節を縁取る癌性腺管（▶）．隔壁様に介在する線維性間質内にも，管状，小型管状に浸潤する腺癌を認める．f：PLspa（★）に浸潤している．g：リンパ節#11pに粘液癌が直接浸潤している．ほかにリンパ節転移も認められた．

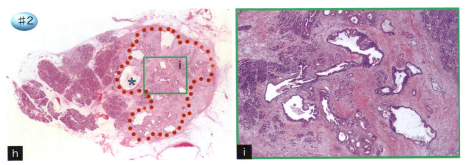

h：腫瘍乳頭側，割面#2のルーペ像．主膵管（＊）にも癌進展を認める．i：中拡大．高分化管状腺癌が中等度の間質反応を伴い浸潤する．粘液結節はみられない．

最終病理診断

豊富な粘液結節を形成する粘液癌であった．粘液癌内には隔壁様の線維性間質を伴い，腫瘍の乳頭側に管状腺癌の領域が分布していた．

▶ 粘液癌（Mucinous carcinoma）

Pb, pTS2（3.3×2.4×3.3 cm），nodular type, invasive ductal carcinoma, muc≫wel, pT3, int, INFb, ly1, v3, ne2, mpd0, pS1, pRP1, pPV0, pA0, pPL1（PLspa），pOO0, pPCM0, pDPM0, pN1a（#11p），M0, pStage ⅡB, R0.

CPC ディスカッション　Q&A

Q1　CTでの内部の造影効果は何を表しているのか？ EUSでの内部高エコーは？

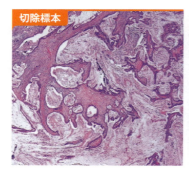
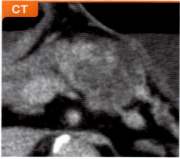
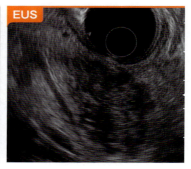

A　切除標本では，管状腺癌が著明な細胞外粘液産生により粘液結節を形成し，縁取るように癌性腺管と隔壁様に介在する線維性間質がみられる．この癌性腺管と間質部がCTにて造影されていると考えられる．EUSでの無エコー域は粘液貯留部であり，癌性腺管と間質部が高エコーに相当していると考える．

Q2　粘液癌であるのは理解できたが，通常型膵癌とIPMN由来浸潤癌の鑑別はどのようにするのか？

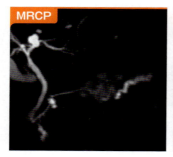
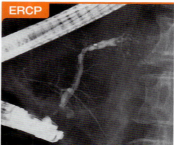
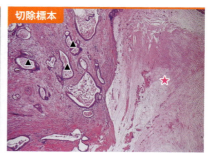

A　MRCPで頭側主膵管に拡張を認めず，ERCPでの主膵管閉塞は通常型膵癌の所見である．病理組織像でも管状腺癌部（▲）があり，浸潤して粘液結節癌（★）を形成している．膵管内にIPMNでみられる乳頭状成分を認めず，浸潤部を除いた場合にIPMNの診断とはならず，IPMN由来浸潤癌とは異なる．

膵癌であるならEUS-FNAを行ってもよいか？

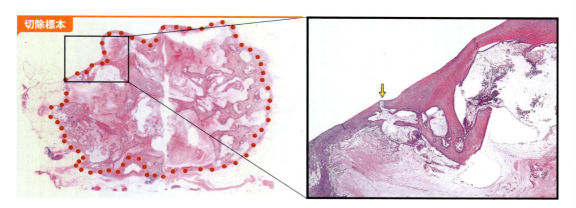

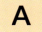 前方側には粘液塊が膨張性に突出する部分（⇒）があり，膵実質境界を越えている．前方浸潤陽性（S＋）であるが，その周囲には薄い結合織が被覆している．
この被覆が破壊されれば，粘液を含め癌が腹腔に散布される危険がある．したがって粘液癌に対してのEUS-FNAは推奨できない．

⚠ 本例から学ぶべきポイント

1. 囊胞性腫瘍か充実性腫瘍か迷う場合には，粘液癌を鑑別にあげるべき．
2. 囊胞内に隔壁様に造影効果を認める場合にはSCNと粘液癌の鑑別が必要であり，MRCPが役立つ．
3. 膵管拡張を認めない場合には，IPMN由来浸潤癌でない可能性が高い．

ミニレクチャー 4

粘液癌

Mucinous carcinoma

- 粘液産生が著しく，粘液湖（mucous lake）の形成が著明な癌であり，粘液湖および癌全体の周りに線維化が目立つ．粘液癌は浸潤部での組織名であり，通常型の管状腺癌が浸潤して粘液湖を示すものと，IPMN由来浸潤癌として粘液結節を示すものがあるが，前者を指す．したがって，本疾患には管状腺癌の存在が前提となる．

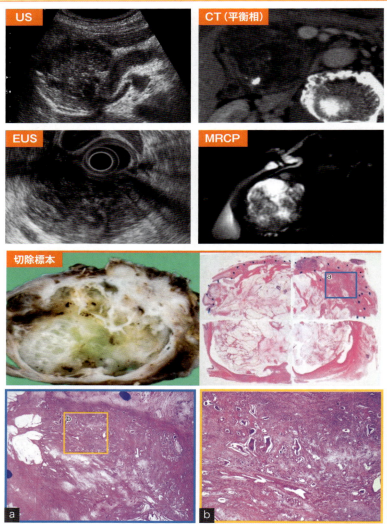

大きな粘液湖を形成した粘液癌である．粘液湖の辺縁（a）に管状腺癌（b）がみられる．膵管内に乳頭状腺癌を認めない．

ミニレクチャー 4　粘液癌

参考：IPMN由来浸潤癌

> 👉 **画像所見のポイント**
>
> USでは一見嚢胞性腫瘍あるいは充実性腫瘍の嚢胞化として認識され，内部に高エコーと無エコーの混在がみられる．CTの造影により内部に線状の造影効果を認めるのが特徴的である．EUSでは無エコー域が不規則に存在し，隔壁様に高エコーが混在する．MRCPのheavily T2では水の信号に比べ低くなる．

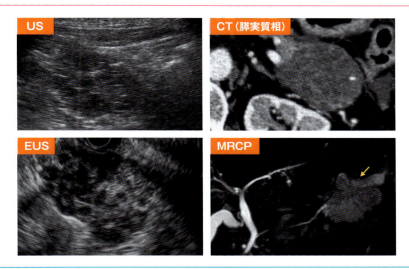

> 👉 **注意点**
>
> US，CTでは嚢胞性腫瘍あるいは充実性腫瘍の嚢胞化として認識され，内部に高エコーと無エコーの混在，造影による線状の造影効果を認めることから，漿液性嚢胞腫瘍（SCN）との鑑別に留意する．この場合，MRCPが鑑別に有用であり，SCNでは水成分を表す強い高信号を呈するのに対し，粘液癌では呈さない（➡）．

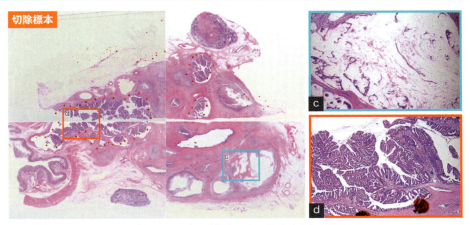

浸潤部は粘液結節癌の形態（c）であるが，膵管内に乳頭状腺癌（d）を認める．
浸潤部（粘液結節癌）を除いたときに，IPMNを認めるか否かで通常型の粘液癌かIPMN由来浸潤癌かを区別する．

Case 7　膵管内腫瘍？

- 70代，男性.
- 近医の採血で血清アミラーゼの上昇，ERCPで膵管内透亮像を認め紹介.
- 血液検査所見：軽度肝機能異常のみ.

CPCのポイント

1. 病変の主座は？
2. 診断は？

画像所見

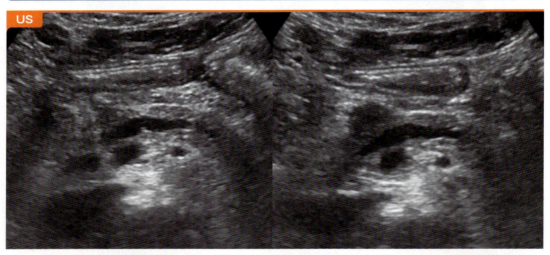

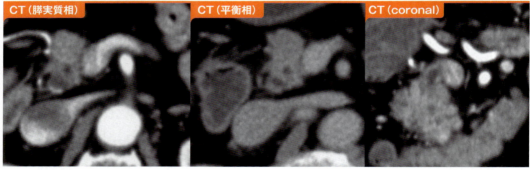

USでは主膵管は軽度拡張しており，膵頭部に周囲との境界がやや不明瞭な低エコー領域を認めるが，腫瘤とは認識できない．CTでは頭部膵実質の輪郭に凹凸がみられるが，腫瘤とは認識できない．

Case 7　膵管内腫瘍？

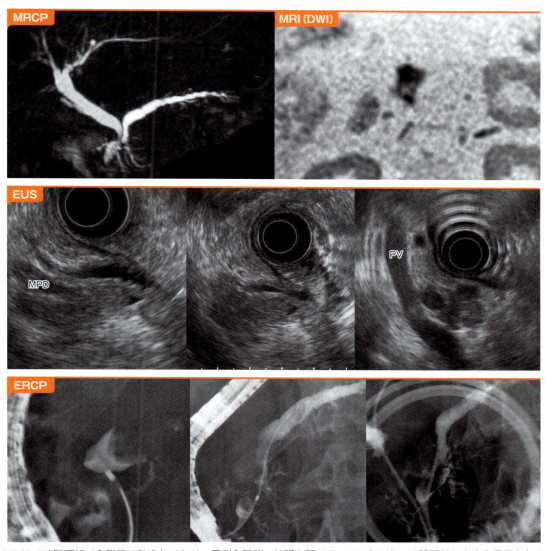

　MRCPでは膵頭部で主膵管は狭窄しており，尾側主膵管の拡張を認める．MRI（DWI）では膵頭部にやや高信号となる領域を認める．EUSでは主膵管（MPD）内に低エコー腫瘤を認める．周囲膵実質にも低エコー領域が広がっているが，やや境界不明瞭である．膵頭体移行部では低エコー領域が分葉状に描出された．ERCPでは主膵管にかに爪状の陰影欠損を認め，腫瘍栓を疑う．陰影欠損の表面は比較的平滑であり，長径で2 cmを超える．

画像診断のまとめ

　US，CTでは主膵管拡張と頭部膵実質の凹凸を認めるが，腫瘤としては認識できない．EUSでは主膵管内に低エコー腫瘤を認め，周囲膵実質にも低エコー領域を認めるが境界はやや不明瞭であった．
　ERCPでは膵管内腫瘍を呈するが，腫瘍栓の形態と考えられた．以上から，主膵管内から分枝内および膵実質内に連続して病変が存在していると考えられ，腺房細胞癌あるいはNETを疑った．鑑別として膵管内管状乳頭腫瘍（ITPN）があがった．

術前病理診断

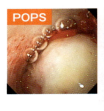
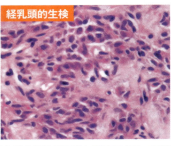
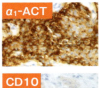
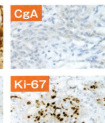

膵管鏡（POPS）にて表面に白苔を伴う比較的平滑な腫瘤であり，同時に生検を施行した．生検組織では，好酸性胞体と類円形腫大核を有する類円形異型細胞が胞巣状に浸潤している．変性のため核所見の詳細な評価が難しい．腺房細胞癌，NET，SPNが鑑別にあがる．免疫組織化学的にα_1-antichymotrypsin（ACT，＋），α-amylase（－），chromogranin A（CgA，－），synaptophysin（－），CD10（－），vimentin（－），Ki-67標識率約30〜40％であり，腺房細胞癌を第一に疑った．

臨床診断と術式

- 術前診断：膵管内腫瘍（腺房細胞癌，NET）
- 術式：膵頭十二指腸切除（SSPPD），D2郭清
- 進展度診断：TS2, CH（－）, DU（－）, S（－）, RP（－）, PV（－）, A（－）, T2, cStage IIA

病理所見

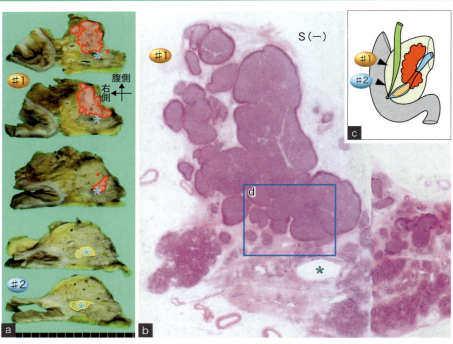

a：割面のマッピング．赤：腺房細胞癌，黄：膵管内腫瘍栓，＊：主膵管．b：割面#1のルーペ像．腫瘍は多結節状で境界明瞭，間質反応の介在に乏しく，髄様に増殖する．膵腹側に突出しているが，腫瘍胞巣周囲には萎縮した腺房組織とLangerhans島が残存しており，前方組織浸潤は陰性であった．c：シェーマ．腺房細胞癌（赤），その主膵管内腫瘍栓（黄）．膵頭部腹側を主座とし，主膵管内腔に腫瘍栓状に進展する．腫瘍最大径2.4×1.7×3.0 cm．

Case 7 膵管内腫瘍？

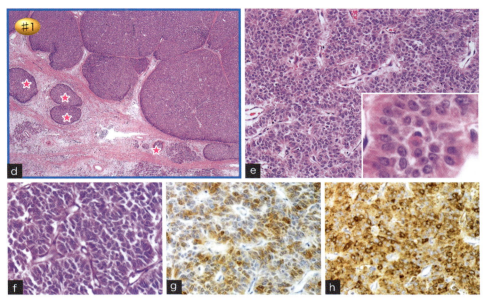

d：腫瘍は分葉状，結節状に髄様の発育を呈する．分枝膵管内を充満するような進展（★）もみられる．e：円形から卵円形核と好酸性胞体を有する均一な腫瘍細胞が充実胞巣状に増殖する．典型的な腺房構造を呈する領域は限局していた．inset：強拡大．明瞭な一つの核小体を有し，腺房細胞癌に特徴的な核所見である．f：PAS陽性顆粒（チモーゲン顆粒）を認める．粘液産生は明らかでない．免疫組織化学的に，膵外分泌酵素マーカーであるtrypsin陽性（g），Bcl-10陽性（h）．ほか，α_1-antichymotrypsin陽性，神経内分泌マーカーであるchromogranin A，synaptophysin，CD56陰性，Ki-67標識率は約80％であった．trypsin，Bcl-10は後日染色した結果を提示した．

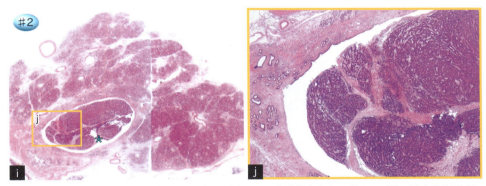

i：割面#2のルーペ像とj：弱拡大．Vater乳頭近傍まで，主膵管（＊）内にポリープ状の腫瘍栓を形成し進展する腺房細胞癌．膵管上皮に異型はみられない．

最終病理診断

　膵頭部に分葉状，結節状に圧排性増殖する腺房細胞癌．分枝膵管から主膵管内に腫瘍栓状に進展しているのが特徴であった．充実状パターンが主体であったが，明瞭な核小体を有する核所見は腺房細胞癌に典型的であった．trypsin，Bcl-10免疫組織化学染色が診断に有用である．

▶ 腺房細胞癌（Acinar cell carcinoma）
Ph, pTS2（2.4×1.7×3.0 cm），nodular type, acinar cell carcinoma, pT2, med, INFa, ly0, v0, ne0, mpd0（腫瘍栓状の進展），pCH0, pDU0, pS0, pRP0, PV0, A0, pPL0, pPCM0, pBCM0, pDPM0, pN0, M0, pStageⅠB, R0.

CPC ディスカッション　Q & A

Q1 病変は膵管内か，膵実質内か？

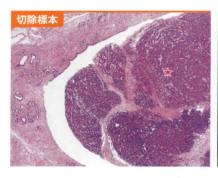
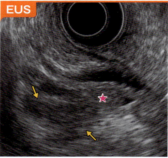
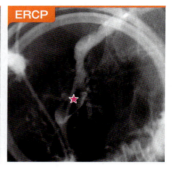

A 病理学的には病変は膵実質から分枝膵管内で増殖し，そこから主膵管内に腫瘍栓（★）状に連続進展する腫瘍であったが，EUS，ERCPではおもに主膵管内の腫瘍栓部（★）を指摘していた．EUSでは，主膵管から周囲に広がる腫瘍の存在を疑うが，その境界は不明瞭（⇒）であった．

Q2 腫瘍の範囲は？

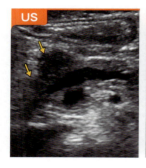
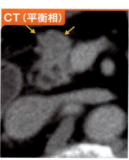
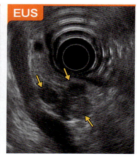
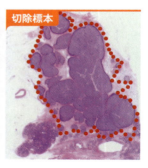

A 画像所見の見直しで，USでの低エコー領域（⇒），CTのやや凹凸のある等吸収域（⇒），EUSでの低エコー域の分葉状変化（⇒）は，病理学的に多結節状に増殖する腫瘍（赤点）に相当していた．多結節状の腫瘍が隣接し連なって見えるのは分枝膵管内で膨張性に増殖したためであり，範囲診断を難しくした要因である．

Q3 腺房細胞癌を疑う画像所見は？

A 膵腺房細胞癌はhypervascularな腫瘍と報告されてきたが，他の症例（下図）をみても造影効果はそれほど強くなく，周囲膵実質と同程度と考えられる．腫瘍の特徴として，膨張性発育と多結節状増殖が重要であり，ほかに膵管内への腫瘍進展（腫瘍栓）がある．これらの所見を画像でとらえることが鑑別診断に役立つ．

症例1

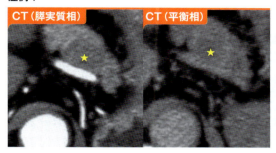
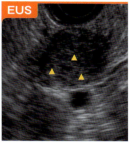
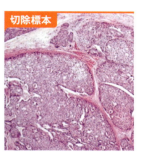

CTで腫瘍（☆）は周囲膵実質と同程度の造影態度であり，EUSでは辺縁平滑で膨張性発育を示し，内部には高・低エコーが混在し，高エコー部は多結節状（▲）に観察される．

症例2

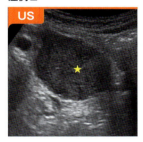
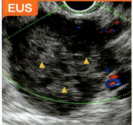
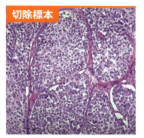

USでは境界明瞭で辺縁平滑な膨張性発育する低エコー腫瘍（☆）であり，EUSでは内部に高・低エコーが混在し，高エコー部は多結節状（▲）に観察される．

⚠ 本例から学ぶべきポイント

1. 主膵管内に腫瘤を認める場合，病変が主膵管内に限局しているか，分枝膵管内あるいは膵実質内病変からの連続かの鑑別が重要となる．腺房細胞癌では分枝膵管や主膵管内に増殖進展する例があり，腫瘍の範囲診断に注意する必要がある．
2. 膨張性発育を呈する腫瘤で内部に多結節状変化を認める場合には，腺房細胞癌を考える．
3. 生検組織での診断が困難と考えられる例でも，詳細な臨床情報を伝えることで診断可能となる場合がある．臨床と病理の良好なコミュニケーションが重要である．

Case 8 分葉状を呈する膵腫瘤？

- 64歳，女性．
- 前医で膵体部に腫瘤を指摘され，CTでフォローされていた．
- 精査を希望し紹介受診．
- 血液検査所見：CEA 1.5 ng/mL，CA19-9 8.6 U/mL．

CPC のポイント

1. 診断は？
2. 分葉状を呈した要因は何か？

画像所見

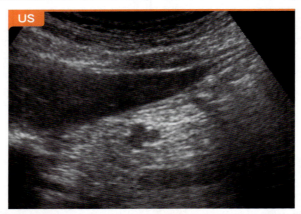

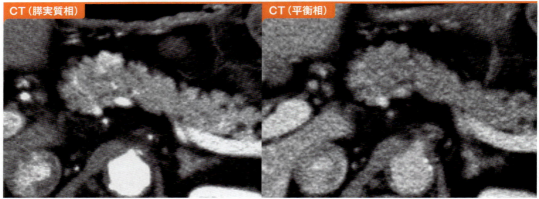

USでは膵体部に結節状～分葉状の比較的均一な低エコー腫瘤を認める．CTで腫瘤は膵体部の腹側に位置し，膵実質相で濃染，平衡相では周囲膵と同程度の造影態度を示している．

Case 8 分葉状を呈する膵腫瘤?

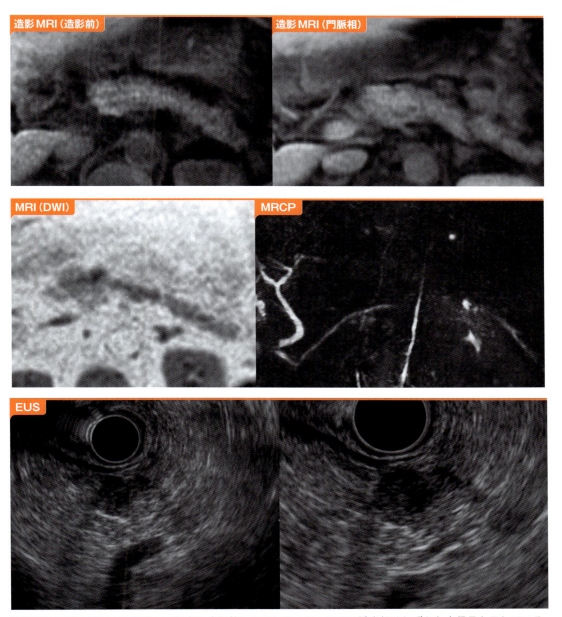

造影MRIの門脈相では周囲膵と同程度の造影効果を示している．DWIで腫瘤部はわずかな高信号を示している．MRCPでは主膵管には明らかな異常所見を認めない．EUSでも類円形ではなく，結節状～分葉状の形態を呈しており，境界明瞭で比較的均一な低エコーであった．

画像診断のまとめ

膵体部に存在する小腫瘤である．造影CTで腫瘤は多血性であり，US，EUSでは比較的均一な低エコーを呈しており，膵神経内分泌腫瘍（NET）を第一に考えるが，分葉状の形態を呈していることからNETとしては非典型と考えられる．鑑別診断としてはSolid-pseudopapillary neoplasm（SPN），腺房細胞癌があがる．

術前病理診断

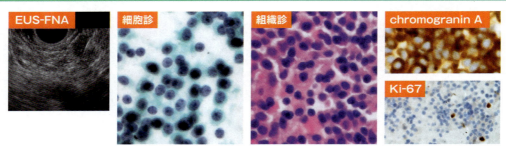

EUS-FNAを施行．細胞診で，細〜粗顆粒状のsalt and pepper patternのクロマチンを呈する小型核を有する小型円形細胞が採取された．組織診でも小型円形核と好酸性顆粒状胞体を有する小型円形細胞が採取され，chromogranin A，synaptophysin陽性であり，膵NETと診断した．参考値であるが，Ki-67標識率は1％以下であった．

臨床診断と術式

- 術前診断：膵内分泌腫瘍（NET）
- 術式：膵体部中央切除（MP），D1郭清
- 進展度診断：TS1，S（−），RP（−），PV（−），A（−），T1，cStage I

病理所見

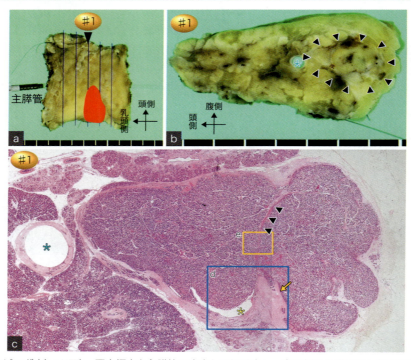

a：標本のマッピング（赤：NET）．固定標本を主膵管に直交して切り出し，乳頭側から膵尾側へ割面を観察する．b：割面#1の肉眼像．主膵管（*）の足側方向に，12×8 mm大の滴型の充実性結節性病変を認める．被膜に覆われた境界明瞭な病変であり，内部は黄色調で，一部に黒色調の出血をみる．c：割面#1のルーペ像．肉眼的範囲に一致し腫瘍を認める．腫瘍は分葉状で，二つの結節が癒合したようなダンベル状にも見える．腫瘍は線維性被膜に覆われ，限局的に肥厚（⇨）している．左右の結節の間にも薄い線維性隔壁様構造（▶）がみられる．分枝膵管（✳）に圧排性に接する．主膵管（✳）に近接するが，浸潤はみられず，腫瘍は膵内に限局している．

Case 8 分葉状を呈する膵腫瘤？

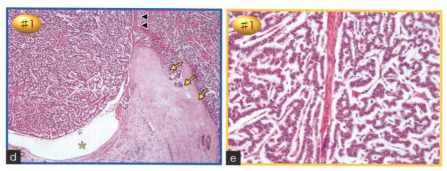

d：ダンベル状を呈する腫瘍のくびれ部分では，硝子線維化した被膜が限局的に肥厚（⇨）し，薄い線維性隔壁（▶）に連続する．左側の腫瘍結節は分枝膵管（＊）へ突出するように接するが，膵管内腔への浸潤はみられない．e：線維性隔壁の左右で，腫瘍の細胞像や増殖形態，異型度に差は明らかでない．二次的な変性により分葉状を呈したと考えるが，隣接発生した二つの腫瘍結節が癒合し，ダンベル状の歪な形状を呈した可能性も否定できない．

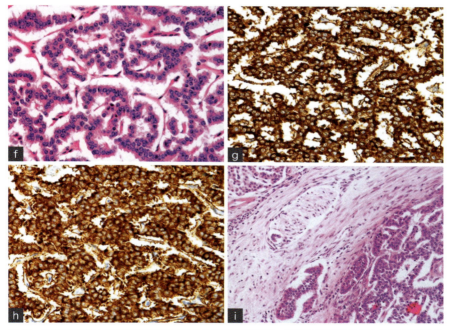

f：均一な類円形核と顆粒状胞体を有する小型腫瘍細胞が，間質に豊富な毛細血管網の発達を伴い，リボン状に増殖する．核分裂像は0/10 HPF，Ki-67標識率は0.65％であった．g：chromogranin A陽性．h：synaptophysin陽性．NET，G1と診断した．i：軽度の神経周囲浸潤を認める．脈管侵襲は認められなかった．

最終病理診断

　組織形態，免疫組織化学的には典型的なNET，G1である．小型のNETとしては分葉状，滴型の肉眼像を呈し，その原因として二次的な変性か二つの腫瘍結節の癒合か議論となった．

▶ **膵神経内分泌腫瘍（Pancreatic neuroendocrine tumor：PNET），G1**
Pb, pTS1（1.2×0.8 cm），nodular type, med, INFa, ly0, v0, ne1, mpd0, pT1c, pS0, pRP0, pPV0, pA0, pPL0, pOO0, pPCM0, pRPM0, pN0, pStage ⅠA, R0. 〈ENETS分類〉pT1.

CPC ディスカッション　Q & A

Q1 超音波画像では分葉状形態を呈していたが，組織所見ではどうか？

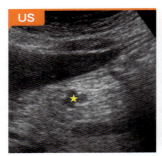
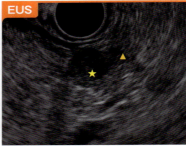
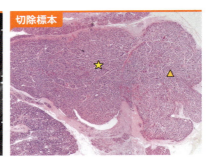

A USで腫瘍はクローバー状（☆）を呈し，EUSでも類円形ではなく，結節状〜分葉状（△）の低エコー腫瘤（☆）として描出された．病理組織学的には二つの結節（☆，△）が癒合したようなダンベル状を呈している．

腫瘍の細胞像や増殖形態，異型度に部位による差はみられず，二次的な変性により分葉状を呈したと考えるが，隣接して発生した二つの腫瘍結節が癒合し，ダンベル状の歪な形状を呈した可能性もある．

Q2 分葉状形態の原因としてFNAによる影響は考えられるか？

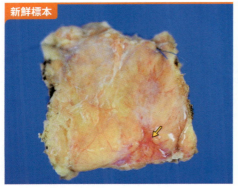
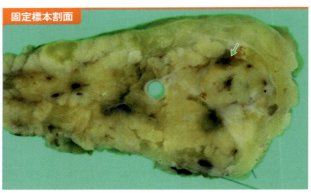

A 術前から分葉状の形態を呈していたため，腫瘍の形態に対するEUS-FNAの影響は考えにくい．

しかし，術中所見でFNAの穿刺部の発赤は確認でき，新鮮標本腹側面でも腫瘍直上の漿膜に発赤調変化（➡）がみられ，FNA後の影響と考えられる．一方，固定標本の割面では，被膜に覆われた境界明瞭な腫瘍病変であり，内部は黄色調であり，一部に黒色調（➡）の出血部はみられるが，少量でありFNAによる影響とは考えにくい．

Q3 主膵管と腫瘍の関係は？

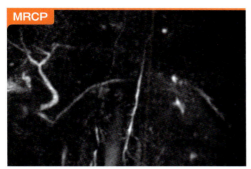
MRCP

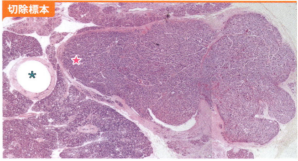
切除標本

A MRCPでは主膵管には異常所見はなく，また尾側主膵管の拡張も認めなかったため，主膵管への進展はないと判定した．病理学的にも腫瘍（☆）と主膵管（＊）は近いが，離れており浸潤などもみられない．

> **本例から学ぶべきポイント**
> 1. CTの造影態度はNETに典型であったが，形態が非典型であった．
> 2. 分葉状の形態を呈するNETが存在することを知っておく必要がある．

ミニレクチャー 5

膵神経内分泌腫瘍
Neuroendocrine tumor (NET) of the pancreas

- 膵NETは典型例の診断は比較的容易であるが，実は多彩な画像所見を呈し，診断に難渋する例が少なくない．膵腫瘍のなかで最も診断の難しい腫瘍と考えておく必要がある．

1 典型例

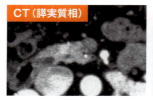
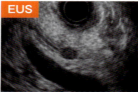
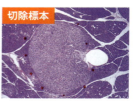

類円形で辺縁整の境界明瞭な均一腫瘤で，造影により早期に濃染され，主膵管に影響しない．

2 主膵管狭窄例

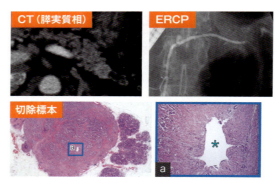

膵尾部に造影効果を有する腫瘤を認め，主膵管狭窄を呈し，尾側が拡張している．主膵管（＊）を取り囲むように腫瘍がみられる．

3 囊胞形成例

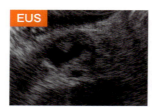
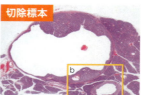
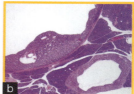

NETではしばしば腫瘍の内部に囊胞化がみられる．以前は腫瘍の増大による出血，壊死が成因と考えられていたが，NETの囊胞化は小さなNET（2 mm程度）でも起こっており，腫瘍の特性の一つと考えるのが妥当である．

4 早期濃染を示さない中心石灰化を伴った例

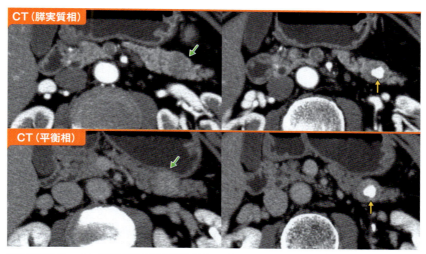

NETの特徴の一つに造影早期の腫瘍濃染があるが，早期濃染を呈さない例もある．遅延相では周囲に比べ濃染あるいは同等の造影効果はみられるが，早期では低濃度（→）であり，この場合には膵癌との鑑別が問題となる．石灰化（→）の頻度は少ないが，腫瘍内に認める例がある．

5 主膵管内腫瘍栓形成例

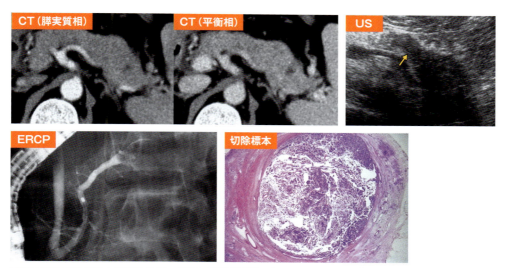

CTでは膵体尾部の腫大を認めるが，腫瘤の認識が困難である．これは腫瘤が周囲と同等の造影効果を示すためである．USでは低エコーの腫瘤像を呈し，頭側にくちばし状の形態がみられる（→）．
ERCPにより，主膵管内がかに爪状の閉塞所見を呈している．
病理学的には，NETの一部が主膵管壁を破り，腫瘍栓の形態を呈している（p.88「ミニレクチャー6」参照）．

COLUMN　北海道の難解な地名

　北海道には難解な地名が多い．「訓子府」，「音威子府」，「厚沢部」，「興部」．どのように読むかおわかりだろうか？正解は「クンネップ」，「オトイネップ」，「アッサブ」，「オコッペ」である．これらはもともとアイヌ語の地名に由来しており，漢字をアイヌ語に当て字している．このため北海道外の方々で，これらの地名を正確に読める人は少ないであろう．さて，われわれの病院の名称の手稲の由来も「テイネ・イ」というアイヌ語であり，「湿地」を意味するそうだ．前述の地名と比べると比較的読みやすいと思われるが，道外の方々にはそう簡単ではなかったようだ．

　当センター開設当初，全国学会での一般演題で発表させていただく機会があった．通常は座長の先生が演者の所属先と名前を紹介するが，「手稲」を「テニワ」と紹介されることが多々あった．稲庭うどんが頭にあったのか？ 地名だけではない．私の苗字の読みも難しかったようで，「潟沼」を「ガタヌマ」，あるいは「ニイヌマ」と紹介されることは少なくなかった．それでも，間違ってでも紹介されるだけまだ良いほうである．あるとき私が登壇すると，座長の先生がプログラム集を見ながら言葉に詰まった．所属先も名前も読めなかったようである．しばしの沈黙のあと，座長の先生はこう言った．「どうぞ始めてください」．なかなか悲しい状況である．

　そもそも当時，手稲が札幌市にあることを知っている方はほとんどいなかったように思う．とうとう見かねた真口先生が，病院名を手稲渓仁会病院ではなく札幌渓仁会病院に変更するよう院長に直談判する始末であった．しかし，病院名の変更には多額の費用がかかる．当時の院長はこう言った．「病院名を変更するよりも，手稲という名前を全国区にしてはどうか？」と．正に一理ありである．

　あれから20年．もう手稲を間違えて読まれることはなくなった．多くの道外の方々には，手稲とは札幌市内であることを認識していただけるようになったと思う．ここに至るまでには，たくさんの時間と労力を要した．当時のスタッフは真口先生を含め皆若かったが，「『手稲』を全国区に！」というのが目標の一つであった．当然ながら一足跳びで達成するのは無理であり，毎日の努力の積み重ねが必要であった．誠実に患者さんと向き合い一例一例を大切にする姿勢，学会活動への継続的な参加，他施設との積極的な交流，これらがなければ，いまだに手稲の名前は間違って呼ばれていたかもしれない．しかし，現在の恵まれた状況に安心していては今後の発展はない．手稲渓仁会病院がさらに優秀なhigh volume centerとなるよう，また医療関係者だけではなく，日本全国の患者さんからも，手稲渓仁会病院は信頼できる病院だと認識されるよう努力は怠ってはいけない．さらに，世界からも「Teine」がSapporoにあることがもっともっと認知されるように，これからも初心を忘れず精進していこうと思う．

（潟沼　朗生）

Case 9 充実性病変と嚢胞の併存？

- 61歳，男性．
- 心窩部痛あり前医入院．CTにて膵頭部に充実性腫瘤，膵体部に嚢胞を認めた．
- ERCPを施行したところ乳頭部に腫大を認め，生検にてNeuroendocrine carcinoma（NEC）の病理所見が得られ紹介．
- 検査所見：CEA 8.1 ng/mL，CA19-9 7.0 U/mL．

CPCのポイント

1. 膵体部の嚢胞は腫瘍の嚢胞変性か貯留嚢胞か？
2. 主膵管内，膵尾部にも腫瘍性病変は存在するか？

画像所見

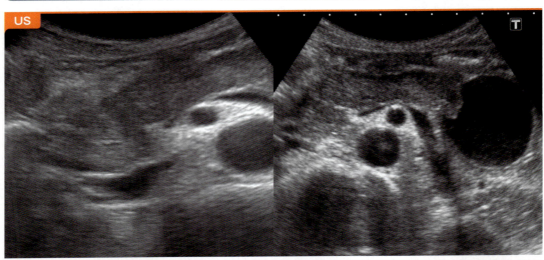

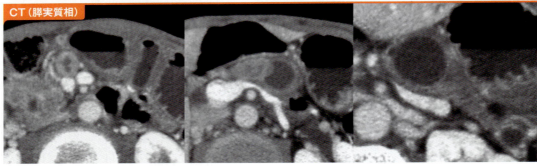

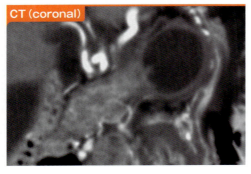

USでは膵頭部に境界やや不明瞭な低エコー腫瘤を認め，膵体部に連続している．また膵体部に嚢胞が存在し，嚢胞内に結節状の飛び出しを認める．CTの膵実質相では，膵頭部に淡い造影効果を伴う腫瘤を認め，内部に小さな嚢胞化を伴っている．腫瘤は膵体部に連続しており，厚い被膜様構造を伴う嚢胞内に突出する形態である．さらに膵尾部にも周囲に造影効果を有し，内部嚢胞化を呈する腫瘍がみられる．下段のcoronal imageでは膵頭部から膵体部病変の位置関係が認識しやすい．

Case 9　充実性病変と囊胞の併存？

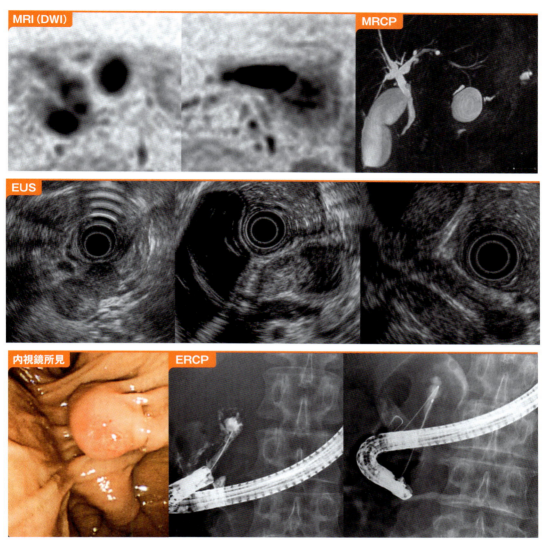

　MRI（DWI）では膵頭部腫瘤は高信号を呈し，膵体部からは横長に高信号域が連続しており，主膵管内での腫瘍進展が考えられた．MRCPでは膵頭部主膵管は描出されず，膵体部囊胞と膵尾部囊胞を認めた．EUSでは膵頭部の腫瘤は境界明瞭で多結節状に描出された．膵体部の厚い被膜構造を伴う囊胞部まで低エコー腫瘤が連続しており，主膵管内進展ととらえた．膵体部囊胞と膵尾部囊胞の間の膵実質は萎縮気味で，主膵管（MPD）の拡張は認めなかった．ERCP時の内視鏡所見で主乳頭と副乳頭とも腫大し，膵管内の腫瘍が乳頭近傍まで充満していると判定した．膵頭部の主膵管内には透亮像が多数みられ，鮮明な膵管像は得られない．カテーテルを深部に進め造影を試みたが，尾側主膵管は描出されなかった．

画像診断のまとめ

　膵頭部の充実性腫瘤は多血性を示し，膵体部の囊胞壁も厚く造影効果を認めたことから充実性腫瘍の囊胞変性と判断した．両者の間は主膵管内を充満した腫瘍が連続しており，つながっていると考えた．膵尾部の病変も充実性腫瘍の囊胞変性と考え，神経内分泌腫瘍（NET）の多発で膵尾部に離れて病変があるか，もしくは膵尾部まで病変が広く連続している可能性を考えた．

術前病理診断

前医による生検でNETの診断．MIB-1 index 40％で悪性の所見．

臨床診断と術式

- 術前診断：Neuroendocrine carcinoma（NEC）
- 術式：膵全摘術（TP），D3郭清
- 進展度診断：S（+），RP（+），T3，N3，M0，cStage III

病理所見

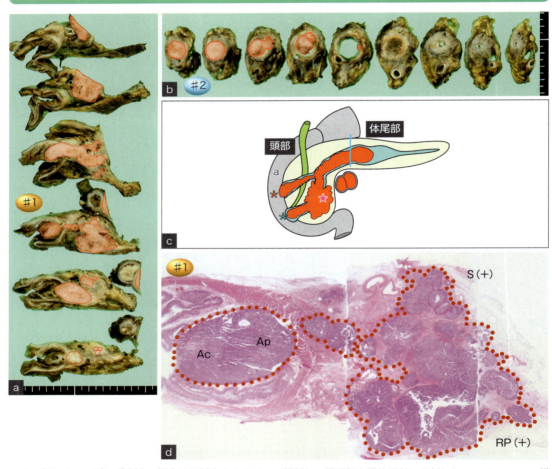

a，b：割面のマッピング（赤）．標本は門脈直上のラインで離断し，膵頭部と膵体尾部に分割した．c：シェーマ．膵頭部に分葉状結節病変（★）があり，乳頭部から膵体部主膵管（✳）内，Santorini管（✲）内まで腫瘍栓状に発育する．尾側主膵管は囊胞状に拡張．d：割面#1のルーペ像．圧排性に浸潤する腫瘍（赤点）を認める．前方・後方浸潤陽性で，十二指腸浸潤および乳頭部膵管（Ap）から共通管（Ac）にかけて腫瘍栓が充満する．

Case 9 充実性病変と囊胞の併存？

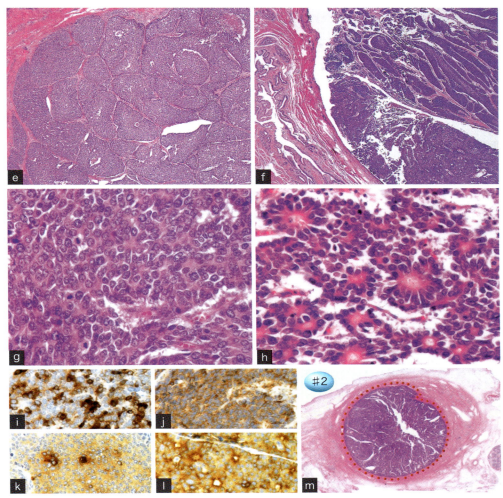

e：圧排性，分葉状の増殖．f：膵頭部主膵管内の腫瘍栓．g：N/C比の高い均一な異型細胞が充実状に増殖し，ロゼット様構築をみる．核分裂像が目立つ．h：腺房状に増殖し，核小体が一部で明瞭．免疫組織化学的染色にて，trypsin（i），Bcl-10（j），chromogranin A（k），synaptophysin（l）いずれも陽性で，腺房系マーカーと神経内分泌系マーカーを共発現する腫瘍である．Ki-67標識率 60.0%．m：割面 #2 のルーペ像．膵体部の主膵管内腫瘍栓．

最終病理診断

　膵頭部から発生し膵管内に腫瘍栓を形成する腫瘍で，腺房系マーカーと神経内分泌系マーカーがともに陽性であることから，mixed acinar-NEC と診断される．膵体部の囊胞は貯留囊胞であり，膵尾部は閉塞性膵炎の変化であった．術中，大網結節を摘出し，病理学的に腹膜転移であった．

▶ Mixed acinar-neuroendocrine carcinoma；Phb，nodular type
Phb，pTS4（5.0×2.8×8.0 cm），nodular type，med，INFa，ly1，v3，ne3，mpd0（腫瘍栓あり），pT3，pCH0，pDU1，pS1，pRP1，pPV0，pA0，pPL0，pBCM0，pDPM0，pOO0，pN1b（#6，14p，15），pM1（PER），pStage IV．

CPC ディスカッション　Q&A

Q1 膵体部の嚢胞病変は貯留嚢胞かNETの嚢胞変性か？

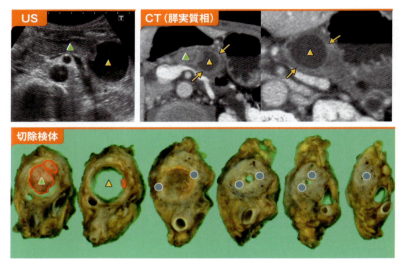

A USでは膵体部の嚢胞（▲）の壁肥厚は目立たないが，CTでは嚢胞（▲）は厚い被膜構造（⇒）を有し，造影効果もみられることから，NETの嚢胞変性と診断した．病理学的には貯留嚢胞であり，膵尾部の実質に閉塞性膵炎（●）がみられていることから，この変化が嚢胞周囲に及んでいたと考える．貯留嚢胞は，主膵管内の広範囲の腫瘍栓（▲）による膵液うっ滞で生じたと考えられる．

Q2 主膵管内への進展の有無と範囲は？

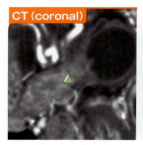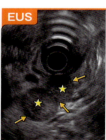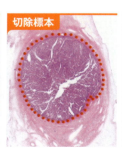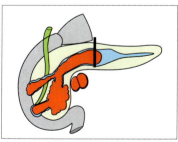

A CTでは膵頭部から連続して腫瘤（▲）が横長に膵体部まで認められる．横長の所見は主膵管内進展を疑う所見である．一方，EUSで膵頭部から乳頭部にかけて類円形の腫瘤（☆）がこぶ状にみられる．その周囲を注視するとわずかに無エコー域（⇒）がみられ，頭側主膵管内に腫瘤が充満している所見ともとらえられる．病理学的には膵頭部の腫瘍が膵頭側および膵体部側の主膵管内に腫瘍栓として進展していた．

| Case 9 充実性病変と嚢胞の併存？

Q3 前医で乳頭からの生検で腫瘍を認めたが，組織学的に乳頭の所見は？

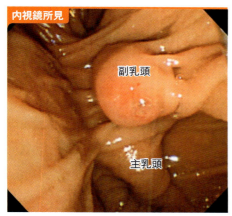

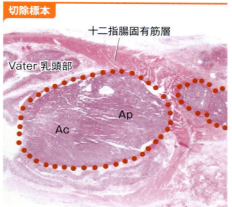

A ERCP時の内視鏡所見で主乳頭と副乳頭が腫大しており，腫瘍が開口部から露出する寸前の所見ととらえられる．病理学的にも，主乳頭のApからAcにかけて腫瘍栓が充満しており，Santorini管から副乳頭にも腫瘍栓が充満していた．

Q4 本例に外科的切除は妥当であったか？

A 本例はリンパ節転移も伴っており，化学療法を先行する方法もあった．しかしながら，NECに対する有効な化学療法についてはいまだにコンセンサスはなく，また本例はMixed neuroendocrine carcinomaであり，治療法は確立されていない．
外科的切除の妥当性については，さらなる症例の蓄積による検討が必要である．

❗ 本例から学ぶべきポイント

1. 充実性腫瘤に伴った嚢胞が貯留嚢胞か充実性腫瘍の嚢胞変性かの鑑別は，治療方針決定のために重要である．
2. 閉塞性膵炎に伴った貯留嚢胞は被膜が厚く描出され，充実性腫瘍の嚢胞変性との鑑別が難しくなる．
3. NECに対する治療法の選択については今後さらに検討が必要である．

Case 10　拡張主膵管をはさんだ二つの腫瘤？

- 79歳，女性．
- 膵腫瘍を指摘され，前医入院．EUS-FNA施行するも確定診断が得られず，精査・加療希望で受診．
- 血液検査所見：CEA 1.4 ng/mL，CA19-9 0.8 U/mL，Dupan-2 2,528 U/mL．

CPCのポイント

1. 二つの腫瘤の診断は？
2. 両腫瘤の関係は？

画像所見

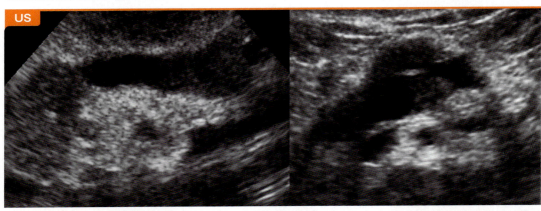

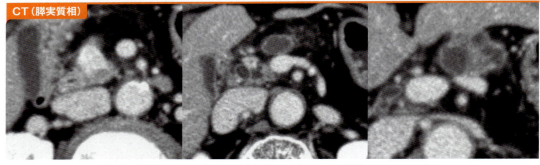

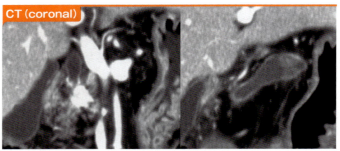

USでは膵頭部に比較的境界が明瞭な低エコー腫瘤を認める．膵体部主膵管は拡張しており，さらにその尾側にも低エコー腫瘤を認める．尾側の腫瘤は一見すると，主膵管内に存在するように見えるが，主膵管の走行軸とずれて低エコー腫瘤が存在し，主膵管を狭窄している．CTでは膵頭部の腫瘤は早期濃染を示している．腫瘤尾側の膵体部の主膵管は拡張し，膵尾側の腫瘤の手前で嚢状拡張を示している．膵尾側腫瘤は膵実質相での造影効果に乏しい．coronal像は造影効果の強い膵頭部腫瘤，膵体部主膵管の拡張と尾側腫瘤の関係が理解しやすい．

Case 10 拡張主膵管をはさんだ二つの腫瘤？

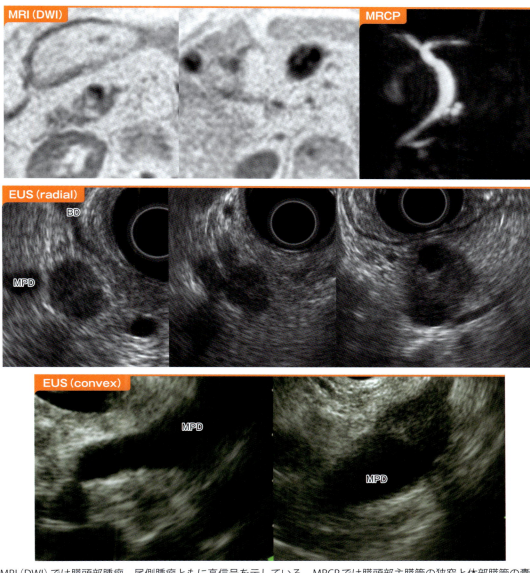

　MRI（DWI）では膵頭部腫瘤，尾側腫瘤ともに高信号を示している．MRCPでは膵頭部主膵管の狭窄と体部膵管の囊状拡張がみられる．radial EUSでは膵頭部腫瘤は境界明瞭な類円形で内部均一であるが，輪郭に凹の切れ込みがみられる．尾側主膵管（MPD）は拡張している．尾側腫瘤は境界明瞭で輪郭はわずかに不整である．腫瘤の辺縁に囊胞構造を認め，主膵管もしくは分枝と考えた．convex EUSでは，膵頭部腫瘤によって尾側主膵管（MPD）は拡張しているが，膵管壁の肥厚は認めない．尾側腫瘤は輪郭やや不整で，主膵管（MPD）を圧排性に狭窄している．

画像診断のまとめ

　異なる性状の二つの腫瘤が膵頭部と尾側に存在している．頭部腫瘤はCTで多血性であり，神経内分泌腫瘍（NET）を第一に考える．その尾側主膵管は尾側腫瘤まで拡張している．尾側腫瘤は一見主膵管内病変のように見えるが，主膵管走行とずれて存在し，造影効果に乏しく，輪郭やや不整であり，通常型膵癌もしくは造影効果の弱いNETを考える．以上から，NETと膵癌の併存またはNETの多発を疑う．

術前病理診断

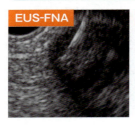
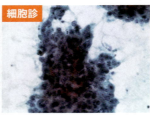
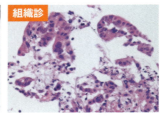

膵体部（尾側）腫瘤に対しEUS-FNAを施行．細胞診，組織診いずれも腺癌の診断が得られた．

臨床診断と術式

- 術前診断：膵頭部NETと膵体部膵癌の併存
- 術式：膵全摘術（TP），D2郭清
- 進展度診断：S（＋），RP（＋），PVsp（＋），Asp（＋），PL（－），cStage ⅡA

病理所見

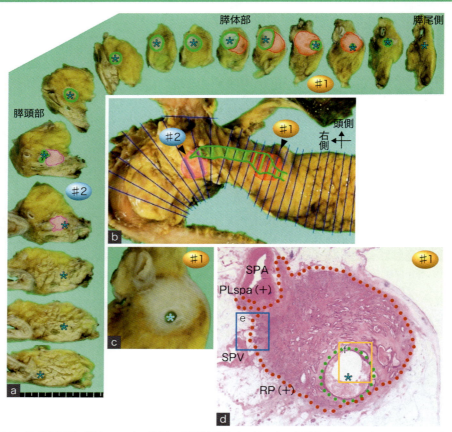

a：割面像とb：切り出し図の腫瘍マッピング（赤：浸潤性膵管癌，緑：癌の主膵管内進展，ピンク：NET）．膵頭部NETにより主膵管が狭窄し，尾側主膵管は拡張している．膵体部に浸潤性膵管癌があり，二病変間の主膵管に癌の上皮内進展を認める．c：割面#1の肉眼像．境界不明瞭な灰白色調結節性病変内に拡張した主膵管（*）を認める．最大径2.0×1.8×1.5cm．d：割面#1のルーペ像．赤点：浸潤性膵管癌，RP陽性，PLspa陽性．主膵管上皮置換性に癌が進展（緑点）．

Case 10 拡張主膵管をはさんだ二つの腫瘍？

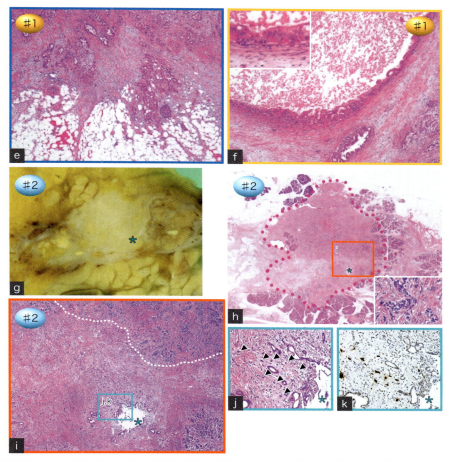

e：後方浸潤陽性．高度の間質反応を伴い，膵後方組織へ浸潤する．f：主膵管上皮置換性に癌が進展．inset：強拡大像．g：割面#2の肉眼像．輪郭不整な黄白色調結節性病変を認め，主膵管（*）が狭窄している．最大径1.4×1.2×1.0 cm．h：割面#2のルーペ像．inset：高度の線維性間質を伴い，索状，小胞巣状に増殖する腫瘍性病変である．chromogranin A陽性，synaptophysin陽性．核分裂像 0/10 HPF，Ki-67 標識率 0.58%でありNET，G1と診断したが，典型的なNETに比して腫瘍成分が少なく，膠原線維性間質が多いため，病変全体が好酸性に見える．i：白点線下では孤在性に高度の線維化を伴い増殖し，主膵管（*）に浸潤している．線上では胞巣状，索状増殖を呈する．j：孤在性に主膵管（*）に浸潤するNET（▶）．k：セロトニン免疫染色陽性．セロトニンを発現するNETの浸潤と線維化により主膵管（*）が狭窄している．

最終病理診断

　浸潤性膵管癌とセロトニン陽性NETの併存例．膵管癌は広範囲に主膵管内進展を認め，膵頭部のNET近傍まで進展していた．NETと腺癌に組織学的移行像はみられなかった．セロトニン陽性NETは高度の線維化を伴い，膵管狭窄をきたすことが知られており，画像上膵癌との鑑別が問題になりやすい．

▶ 浸潤性膵管癌 (Invasive ductal carcinoma)
Pbh, pTS1（1.8×1.5×2.0 cm）, infiltrative type, invasive ductal carcinoma, wel＞mod＞por, pT3, int, INFb, ly0, v1, ne1, mpd1, pCH0, pDU0, pS0, pRP1, pPV0, pA0, pPL1（PLspa）, pBCM0, pDPM0, pN0, M0, pStageⅡA, R0.

▶ 神経内分泌腫瘍 (Neuroendocrine tumor：NET)
NET, G1；pTS1（1.4×1.2×1.0 cm）, ly2, v2, ne0, pStage I. ＜ENETS＞ pT1N0, pStage I.

CPC ディスカッション　Q&A

Q1 膵頭部腫瘤と体部腫瘤，さらに主膵管との関係は？

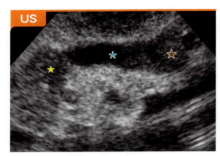
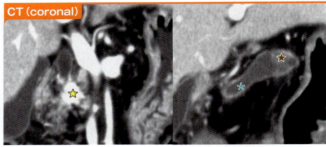

A USで膵頭部腫瘤（☆）と体部腫瘤（★）と二つの腫瘤の間で主膵管（＊）が拡張している．CTのcoronal像でも，造影効果の強い膵頭部腫瘤（☆）と主膵管（＊）の拡張，尾側の造影効果に乏しい腫瘤（★）の関係がわかりやすい．

Q2 膵頭部腫瘤の特徴と主膵管内拡張の原因は？

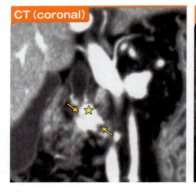
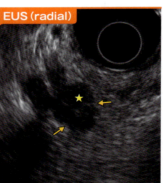
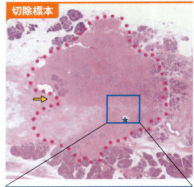
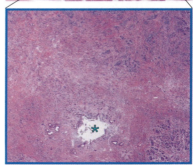

A CTにて早期濃染を示す腫瘤（☆）であり，EUSでも境界明瞭で内部均一な腫瘤（☆）であることから，NETの診断は可能である．しかし，本例ではCT，EUSでも腫瘤の輪郭にやや凹凸があり，切れ込み（⇒）がみられている．病理学的にも腫瘍の輪郭に凹凸，切れ込み（⇒）がみられている．通常のNETでは被膜がみられるが，本例にはない．また，腫瘍成分が少なく，膠原線維性間質が多く，セロトニン陽性細胞と線維化により主膵管（＊）狭窄をきたしていた．

Case 10 拡張主膵管をはさんだ二つの腫瘤？

Q3 膵体部病変は膵癌と診断可能か？

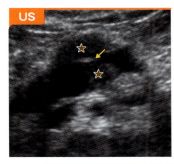
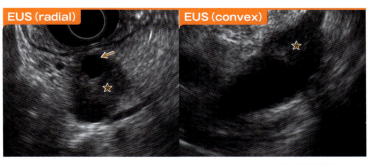

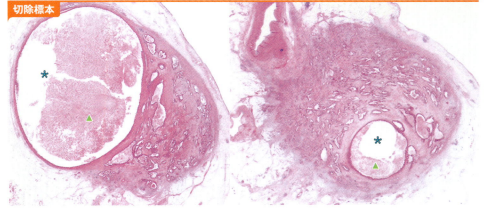

A USで膵体部腫瘤（★）は低エコーで主膵管を圧排性に狭窄（➡）している．EUSでは，特にradial EUSで腫瘤（★）は境界明瞭，輪郭は比較的整でわずかな不整を認めるに過ぎない．また，腫瘤内に拡張した膵管を疑う無エコー域（➡）がみられており，通常型膵癌に典型的ではない．しかし，腫瘤はCTで造影効果に乏しく，造影エコーでも乏血性であり，膵癌を疑った．

病理学的には，周囲の膵実質は高度に萎縮し，腫瘍存在部の輪郭は比較的整であり，拡張した主膵管（∗）を取り囲むように腺癌巣がみられる．拡張した主膵管内には貯留物（▲）が停滞している．

膵癌としては特異な形態を呈していた．

❗ 本例から学ぶべきポイント

1. NETと膵癌の併存例の存在を認識しておく必要がある．
2. NETでも主膵管狭窄をきたす例があり，特にセロトニン陽性NETでは頻度が高い．
3. 膵実質の萎縮が高度な領域に発生した膵癌では，輪郭が比較的整となる場合があることを認識しておく必要がある．

Case 11　充実と嚢胞の混在する腫瘤

- 25歳，女性．
- 腹痛あり前医受診．CTにて膵腫瘤を指摘され，精査加療目的に紹介．
- 血液検査所見：CEA 1.1 ng/mL, CA19-9 15.5 U/mL.

CPCのポイント

1. 診断は何か？
2. 鑑別にあがる疾患は？

画像所見

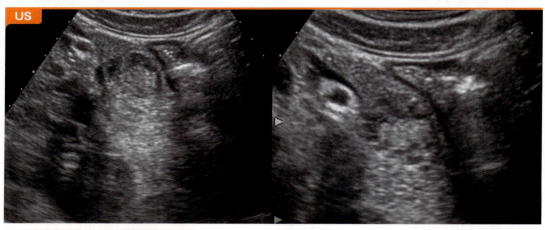

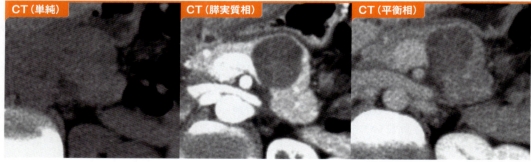

USでは膵体部に無エコーと高エコーの混在する内部不均一な腫瘤を認める．単純CTでは石灰化は認めないが吸収値がやや高く，造影により腫瘤は膵実質相で低吸収，平衡相でわずかに内部が造影される．

Case 11 充実と囊胞の混在する腫瘤

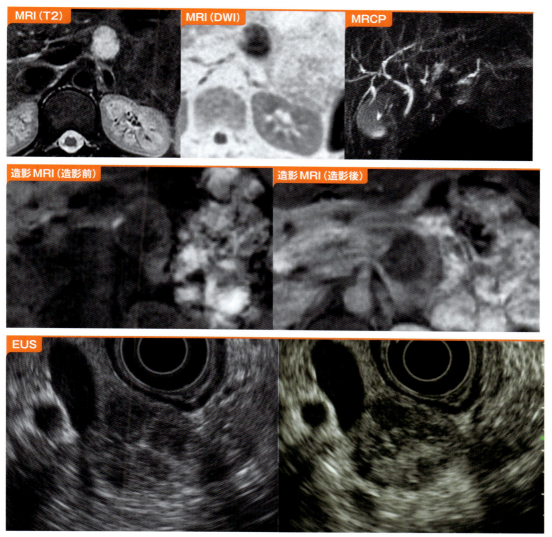

MRIで腫瘤はT2で高信号，DWIでもやや高信号であるが，MRCPでは腫瘤は指摘できず，水成分ではないことがわかる．造影MRIではCTと同様に腫瘤の内部は淡く造影されている．EUSで腫瘤の内部は高・低エコーの混在として観察され，充実性で内部に壊死を伴う腫瘍を疑う．

画像診断のまとめ

　膵体部の腫瘤であり，まず充実性腫瘤か囊胞性病変かの鑑別が問題となる．
　USで無エコーと高エコーの混在であり，囊胞性腫瘤の中の貯留物の存在，もしくは充実性腫瘍の内部変性を考えるが，造影CT・MRIで腫瘤の内部が淡く造影され，またMRCPでは水成分ではないことから充実性腫瘍の壊死を伴う内部変性と判断する．年齢からSolid-pseudopapillary neoplasm (SPN) を第一に考える．鑑別としては神経内分泌腫瘍 (NET) があがる．

術前病理診断

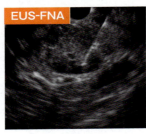
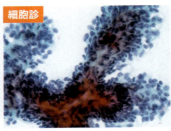
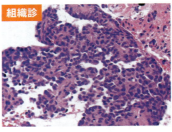

EUS-FNAを施行した．細胞診では，毛細血管を軸に偽乳頭状配列を示す小型細胞集塊を多数認めた．組織診でも，卵円形で均一な小型核を有する細胞が，線維血管性間質を軸とし偽乳頭状に増殖しており，免疫組織化学的にβ-cateninの核内集積がみられ，SPNと診断した．

臨床診断と術式

- 術前診断：SPN
- 術式：腹腔鏡下尾側膵切除（DP），D2郭清

病理所見

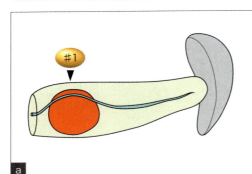
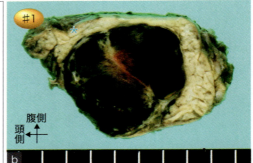
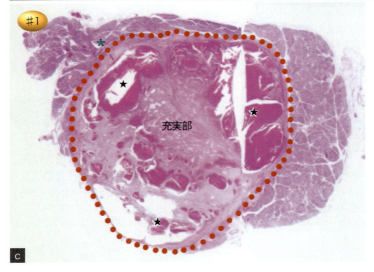

a：シェーマ（赤：腫瘍）．膵体部に膨張性発育する病変．矢状断での最大径2.5×2.1 cm，膵管軸方向に5.0 cm大．b：固定後．割面#1の肉眼像．膵内に境界明瞭な暗赤色の腫瘤性病変を認める．c：割面#1のルーペ像．厚い線維性偽被膜に覆われ，充実部と囊胞変性，出血部（★）が混在している．主膵管（✱）は腹側に圧排されている．腫瘍は膵内に限局．

Case 11 充実と囊胞の混在する腫瘤

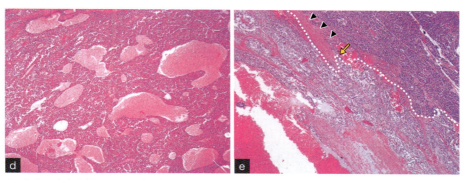

d：出血．囊胞変性を伴い，充実性に腫瘍が増殖している．e：辺縁は線維性偽被膜（▶）に覆われ境界明瞭に見えるが，一部で被膜を越え（⇒），周囲膵腺房組織と相互に交わる（白点線）．

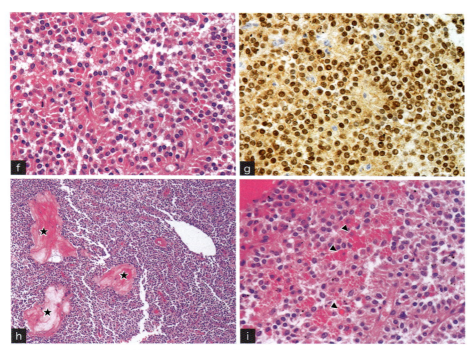

f：小型の卵円形核を有する腫瘍細胞が，毛細血管を軸として偽乳頭状に増殖する．g：β-cateninの核内集積あり．SPN の所見である．h：粘液変性を伴う球状間質（★）や直線的な細径毛細血管増生が目立つ．i：好酸性小体を認める（▶）．

最終病理診断

　腫瘍細胞の偽乳頭状構造を特徴とする充実性腫瘍で，出血・囊胞変性を伴う典型的な SPN の症例．偽被膜を有し，肉眼的には境界明瞭だが，組織学的には，一部被膜を越え膵実質と相互に交わる．

▶ Solid-pseudopapillary neoplasm (SPN)
Pb, pTS3（5.0×2.5×2.1 cm），nodular type, med, INFa, ly0, v0, ne0, pT2, pS0, pRP0, pPV0, pA0, pPL0, pOO0, pN0, pPCM0, pDPM0, pDPM0, pStage ⅠB, R0.

CPC ディスカッション　Q & A

Q1 充実性腫瘤と嚢胞性病変の鑑別は？

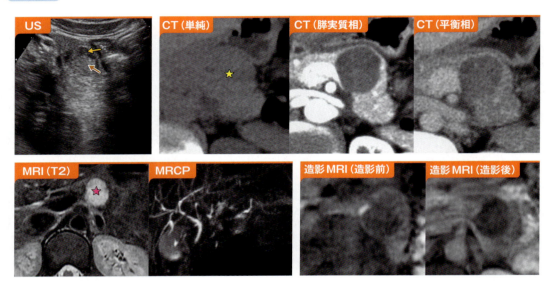

A 本例を診断するに際し，まず充実性か嚢胞性かの鑑別がスタートとなる．USでは水成分を表す無エコー（⇨）と充実部もしくは貯留物を反映する高エコー（➡）が混在しているが，後方エコーの増強を認めない．CTでは境界明瞭な腫瘤としてとらえられるが，単純CTでの吸収値が高い（☆）．MRIのT2で高信号（★）を呈し水成分を疑うが，MRCPでは描出されていないことから，単純な嚢胞は否定的となる．さらに，造影CT・MRIにより腫瘤の内部に淡い造影効果を認めることから，充実性腫瘤の内部変性と判断する．

Q2 充実性腫瘍の嚢胞変性としての鑑別診断は？

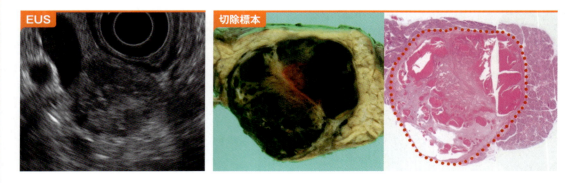

A 充実性腫瘍の囊胞変性をきたす疾患としては，SPNのほかNETがあがる．NETは造影により早期濃染を示す，もしくは早期濃染を示さなくても遅延性には造影されてくる．また，囊胞変性を伴う場合にも囊胞の境界がわかりやすい．これに対しSPNの特徴は，造影効果が弱く，生きた細胞と壊死した細胞が混在するため，きれいな囊胞部を示すことは少ない．本例のEUSでも高・低エコーが混在し，きれいな無エコー域はみられず，NETは否定的である．切除標本割面でも壊死と出血により暗赤色を呈し，組織学的にも腫瘍細胞と壊死，出血が不規則に混在するSPNの特徴的所見を呈している．

Q3 EUS-FNAの組織検体でSPNの確定診断は可能か？

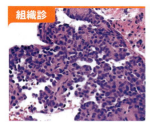 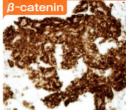 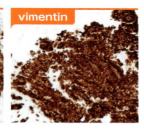 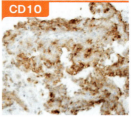

A 細胞診，組織診ともに乳頭状構造を認め，SPNに特徴的な所見である．また，免疫組織学的染色にてβ-cateninが一部核内集積を認め，vimentin，CD10陽性であり，SPNとして矛盾のない所見であった．

Q4 術式の選択は妥当であったか？

A SPNに対する術式は，悪性例もあることを考慮しリンパ節郭清を伴う膵切除が標準とされている．しかし，小病変ではリンパ節転移や浸潤例が少ないことから，縮小手術の適応について議論されるべきである．また，若年女性例が多いことからも整容性に優れた腹腔鏡手術の適応も考慮すべきである．

! 本例から学ぶべきポイント

1. 充実性腫瘍と囊胞性腫瘍との鑑別にはUS，単純CT，MRCPが役立つ．
2. SPNの造影効果は弱く，きれいな囊胞部を示さない．

Case 12　大きな膵尾部腫瘤

- 79歳，女性．
- 腹痛を認め，近医受診．腹部CTにて腹部に大きな腫瘤を認めたため，精査加療目的で紹介．
- 血液検査所見：CEA 2.0 ng/mL，CA19-9 2.5 U/mL．

CPCのポイント

1. 診断は？
2. 悪性としてよいか？

画像所見

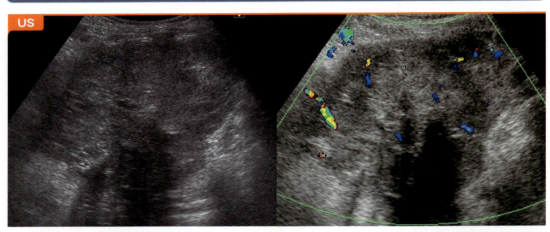

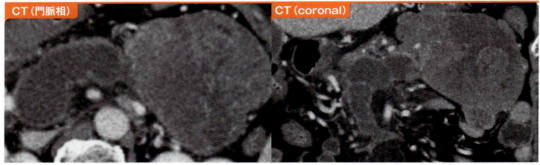

USでは膵尾部に内部が不均一な巨大な腫瘤を認める．境界は比較的明瞭である．カラードプラでは腫瘤内部に血流シグナルを散在性に認めた．CTの門脈相では腫瘤内部に弱く造影される部位と造影されない部位が混在しており，膵体部側に横長の低吸収を示す構造物がみられ，拡張した主膵管の可能性を疑った．coronalでは腫瘤は多結節状の飛び出しを伴い，腫瘤から連続して横長の構造物につながっており，さらに下方に伸びている．門脈（PV）の閉塞所見もみられていることから，この構造物は主膵管ではなく，脾静脈（SPV）内の腫瘍栓と考えた．PV，SPVの閉塞により側副血行路が形成されている．

Case 12 大きな膵尾部腫瘤

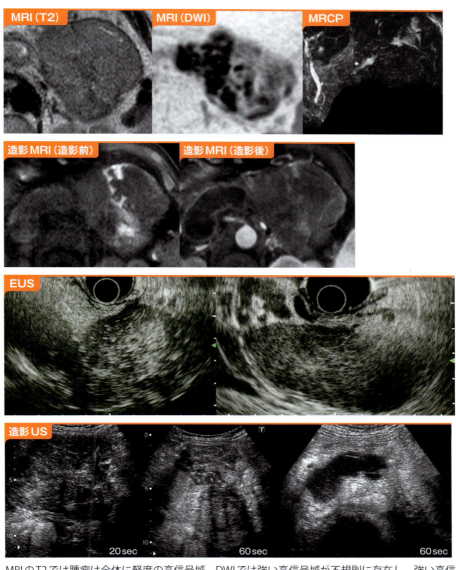

　MRIのT2では腫瘤は全体に軽度の高信号域，DWIでは強い高信号域が不規則に存在し，強い高信号域が体部側に突出してみられる．MRCPでは頭部主膵管に異常は認めず，膵体尾部では横長の管腔構造が描出されている．造影MRIでは造影前のT1で腫瘤内に不規則な高信号域を認め，造影後には造影される部位と造影されない部位が混在している．SPVは造影されない．EUSでは腫瘤と正常膵との境界は明瞭で腫瘤内部は高・低エコーが混在している．SPVは管腔構造としては認識されるが，血流は認めなかった．造影USでは20秒で腫瘤内部の細い血管が造影され，60秒で腫瘤内部がゆっくり造影されるが，造影されない部位も存在した．

画像診断のまとめ

　USで不均一，CTでは内部が不均一に弱く造影される部位と造影されない部位が混在し，腫瘤の一部はSPV内に腫瘍栓を形成している．MRIのDWIでは不均一な高信号域，T1で不規則な高信号，T2でやや高信号を呈している．以上の所見から，腫瘤内部に壊死あるいは出血を伴い，SPV内に腫瘍栓を形成した充実性腫瘍と考え，退形成癌（Anaplastic carcinoma），神経内分泌腫瘍（NET）を疑った．

術前病理診断

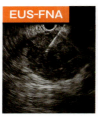 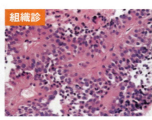 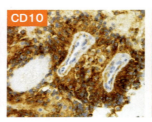 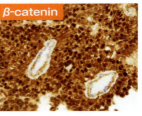

EUS-FNA 検体．線維血管性間質を伴い，小型卵円形核を有する腫瘍細胞が偽乳頭状に増生している．免疫組織化学的に CD10 陽性，β-catenin が核・細胞質に陽性あり，Solid-pseudopapillary neoplasm（SPN）と診断した．

臨床診断と術式

● 術前診断：SPN　　　● 術式：尾側膵切除（DP），D2郭清，門脈内腫瘍栓摘出．

病理所見

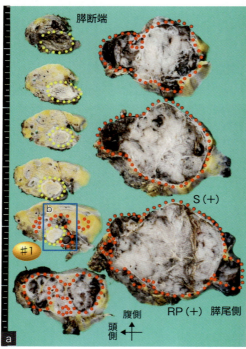

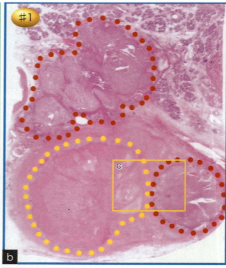

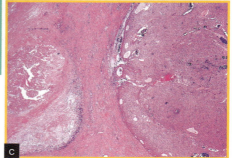

a：固定後の割面のマッピング（SPN：赤点，脾静脈腫瘍栓：黄点）．膵尾部に線維性偽被膜に覆われた11.5×8.5×7.5 cm の，出血を伴う充実性灰白色調結節病変を認める．SPVには黄色調の腫瘍栓が充満している．PV合流部に向かい進展し，断端まで腫瘍栓がみられる．b：割面#1のルーペ像．c：弱拡大．膵実質内にはviableな腫瘍が増殖するが，脾静脈腫瘍栓は凝固壊死している．

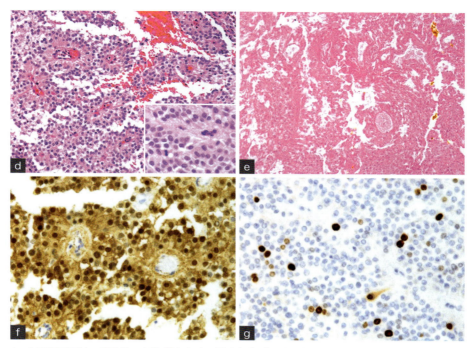

d：小型類円形核，好酸性の細胞質を有する腫瘍細胞が，毛細血管を軸とし偽乳頭状に増殖する．inset：核分裂像 9/50 HPF．e：脾静脈腫瘍栓は広範に凝固壊死に陥っている．f：β-catenin核内集積あり．g：Ki-67標識率7.4%．

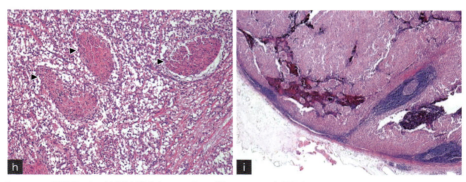

h：PLspa浸潤あり．神経線維（▶）．i：リンパ節#11pに直接浸潤している．

最終病理診断

組織学的には典型的なSPNであるが，高度の静脈侵襲と脾静脈腫瘍栓，膵前方・後方組織への浸潤，神経叢浸潤，リンパ節への直接浸潤がみられた．

▶ Solid-pseudopapillary neoplasm (SPN)

Pt, pTS4（11.5×8.0×7.5 cm），nodular type, med, INFa, ly0, v3, ne2, mpd0, pT3, pS1, pRP1, pPV1（PVsp-p），pA0, pPL1（PLspa），pOO0, pN1a（#11p, #18），pPCM0, pDPM1（門脈断端），pStage ⅡB, R2. Ki-67 L.I. 7.47%, 核分裂像 9/50 HPF.

CPC ディスカッション　Q&A

Q1　SPVとPV本幹の所見はどうであったか？

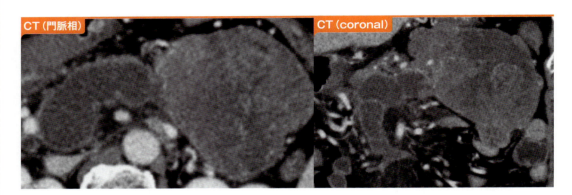

A　腫瘍には高度の静脈侵襲がみられ，SPV内に腫瘍が腫瘍栓の形態で充満していた．SPV内の腫瘍栓の多くは凝固壊死していたが，PV合流部から本幹内まで腫瘍栓が伸びていた．腫瘍栓は血管壁に固着していたため，PV本幹内の腫瘍栓の完全摘出は不可能であり，PV内の腫瘍栓は残した．

Q2　CTでの造影効果の有無は何を呈していたか？

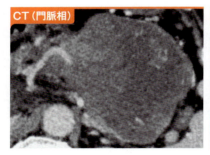
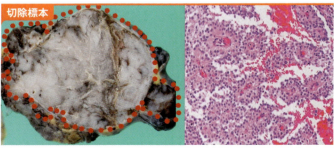

A　本例の腫瘍内には広範な壊死は認めず，CTなどでの造影効果はvariableな腫瘍を反映しているものと考えられる．病理組織学的にSPNは毛細血管間質を軸とした放射状配列（偽乳頭状構造）を特徴としており，造影効果を認めてもよいが，細胞間で離開しやすく，出血・壊死を起こし，通常は造影効果は弱い．本例でも，細胞間に離開がみられ，軽度の出血もみられている．これらのことが，造影態度の差に影響していると考えられる．

Q3 MRI（DWI）による高信号の不均一は何を呈していたか？

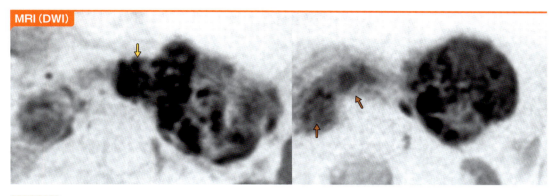

A MRI（DWI）の強い高信号域は腫瘍の大部分でみられており，特にSPV側の飛び出し部（⇨）にも強い高信号域がみられている．一方，SPV内やPV内では淡い高信号（➡）を呈しており，variableな腫瘍部は強い高信号，腫瘍栓を含む壊死部は淡い高信号を呈している可能性が考えられる．

Q4 本例は悪性のSPNとしてよいか？ 予後は？

| SPV 腫瘍栓 | 神経叢浸潤 | リンパ節への直接浸潤 |

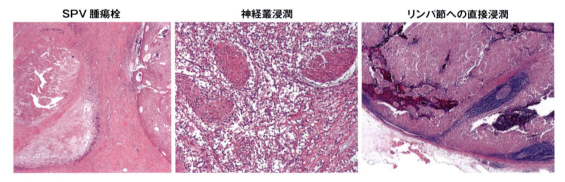

A 悪性SPNには明確な定義がない．本例は高度の静脈侵襲からSPV内への腫瘍栓形成，神経叢浸潤，リンパ節転移などを認めることから，悪性としてのbehaviorは高いことが考えられる．しかしながら2年6ヵ月経過後も無再発生存中であり，本例を悪性SPNとすべきかは検討を要する．

❗ 本例から学ぶべきポイント

1. SPNでも静脈腫瘍栓を形成することがある．
2. 本例を典型的な悪性SPNとすべきかについては，今後，十分な症例蓄積による検討が必要である．

ミニレクチャー 6

膵管内腫瘤を呈する膵病変

- 膵管内に腫瘤を呈する病変があり，多くは腫瘍によるが，炎症でも起こりうる．
- その成り立ちには表の3つが考えられる．

表　膵管内腫瘤を呈する膵病変

膵管上皮から発生し，膵管内増殖	膵管内乳頭粘液性腫瘍（IPMN），膵管内管状乳頭腫瘍（ITPN），浸潤性膵管癌のcancerization	
膵管内腫瘍栓の形態	神経内分泌腫瘍（NET），腺房細胞癌，転移性腫瘍	
膵管上皮下で起こる病態	退形成癌，自己免疫性膵炎（AIP）	

1 膵管上皮化で起こる病態

退形成癌

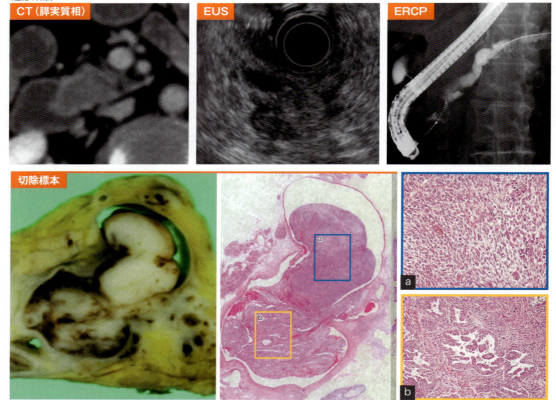

主膵管内に発育する瓢箪型の腫瘍であり，白色調の均一腫瘍部（a）は紡錘形異型細胞，やや不均一な腫瘍部（b）は管状腺癌と紡錘形細胞からなる退形成癌である．

ミニレクチャー 6 膵管内腫瘤を呈する膵病変

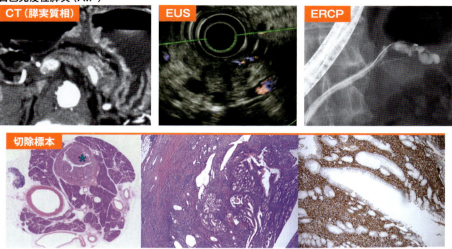

主膵管（＊）内を占める隆起様病変がみられる．病理学的には粘液産生性の上皮直下に密な形質細胞の増生がみられ，IgG4染色陽性であり，AIP と診断する．

2 主膵管壁の構造

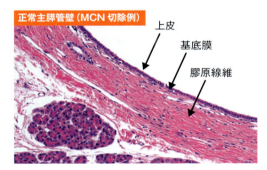

主膵管は，一層の上皮と上皮直下に基底膜，その周囲を取り囲む膠原線維により構成される．主膵管壁の厚さは 200 μm 未満である．

退形成癌

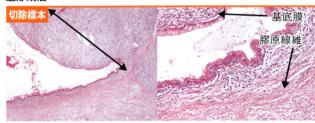

AIP

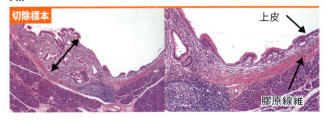

退形成癌，AIP とも上皮と膠原線維の間が広がり，基底膜直下で腫瘍増殖，炎症細胞浸潤が起こっている．

COLUMN　胆膵診療を志す皆さんへ

　時の経つのは早いもので，自分が手稲渓仁会病院に来て11年，胆膵診療に関わるようになって7年半になります．今でも時々思い出すのは，胆膵の研修を始めてしばらく経った頃の忘年会で肝胆膵外科のチーフの先生から言われた，「先生にはあまり胆膵は似合わないですよね」という言葉です．

　皆さんがイメージする胆膵専門医はどんな感じでしょうか．できる胆膵専門医といえばやはり，眼光鋭く，コメントも鋭く，内視鏡が上手く，ゴルフが上手く，麻雀が強く，たばこを好み，いつも前向きで心が強く，必要と思えばリスクを取ることを恐れず，予定外の出来事の対処が上手でむしろ楽しむくらいで，歩いたあとに道ができるスタイルでしょうか．

　一方自分は，大学を卒業して放射線科に入局したものの，研修先の病院で（誘われていないのに）内科に移り，消化器の後期研修先を探してたまたま見学に来た病院に居着いて，胆膵の研修を始めた頃にはすでに卒後8年目．人と目を合わせられず，内視鏡は苦手で，ゴルフも麻雀もできず，たばこは吸わず，いつも後ろ向きで，好きな言葉は「平穏」「無事」「予定どおり」，苦手なことは「緊急」「救急」「予定外」で，石橋は叩くけど結局渡らないスタイルでした．居場所を間違っている気分をぬぐいきれないまま，今も日々過ごしています．

　ではなぜこの領域を専門に選んだのか？　と考えてみれば，研修医の頃からCTを見るのがわりと好きだったというのもありますが，一緒に胆膵を研修した同僚が良い人たちだったことと，上司と面接したときにあまり勧められなかった（むしろほかの分野を勧められた）のも理由かもしれません．

　ということで，あまり向いていないのはわかったうえで，集団にはカラーの違う人間がいてもいいだろうと自分に言い聞かせ，できることを頑張りたいと思いつつ，嫌いな当直をしながら締め切りが迫ってきたこの文章を書いています．こんな感じでもなんとか働けておりますので，当院での研修に興味がある方がいればいつでもご連絡ください．

　ここまで書いてきてあまりにも内容がないので，最後に画像診断に興味のある方にお勧めの本を一冊ご紹介します．

　『画像診断を考える　よりよい診断のために』（学研メディカル秀潤社）です．現在（2017年）は第2版が出ています．エキスパートたちが若手放射線科医向けに，画像診断への姿勢，考え方，勉強法などについて書いたものですが，内科医の自分にも大変面白く読めました．本のなかで述べられる「勉強して能力を高めていくためには，まず自分の出発点（基準点）がわかっていないといけない」「見えないものを見ない」「ありふれた疾患の非典型例のほうが，珍しい疾患の典型例よりはるかに多い」などという言葉を，日々の診療のさなか，折に触れて思い出すようにしています．勉強会に臨む姿勢についてなど，耳が痛いことも多く書かれています．皆さんも機会があればぜひご一読ください．

〈矢根　圭〉

Case 13　慢性膵炎経過中に腫瘤増大？

- 70代，男性．
- 慢性膵炎の診断で内視鏡治療（狭窄部拡張，排石，EPS留置）を繰り返しながらフォロー中であった．
- 経過中に撮像したCTで膵頭部の腫瘤増大を疑い，精査加療目的に再入院．
- 血液検査所見：異常なし．

CPCのポイント

1. 慢性膵炎の進行か，それとも膵癌の出現か？

画像所見

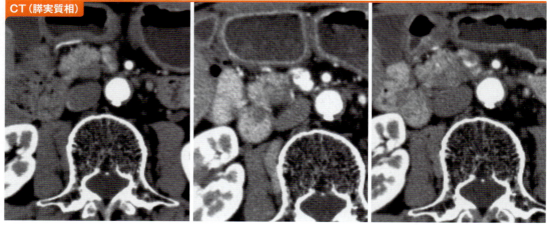

22ヵ月前　　　　　15ヵ月前　　　　　6ヵ月前

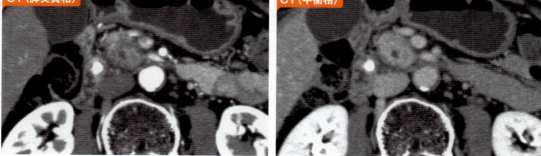

精査時

CTでは22ヵ月前から膵頭部の背側に低吸収域がみられているが，6ヵ月前まで経時的に徐々に増大してきている．精査時の膵実質相では，周囲との境界はやや不明瞭であるが低吸収域はさらに拡大し，中央に小さな造影されない囊胞様構造が出現してきている．平衡相では低吸収域に造影効果がみられ，中央の囊胞様構造が明瞭化している．

Case 13 慢性膵炎経過中に腫瘤増大？

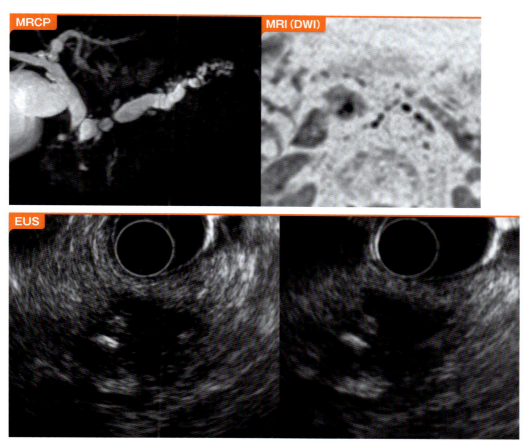

MRCPでは膵頭部主膵管の狭窄を認め，尾側主膵管は拡張している．MRI (DWI) では膵頭部に小さな高信号域を認める．EUSでは膵頭部は石灰化を伴う低エコー領域がみられるが，境界やや不明瞭で慢性膵炎の変化と考えられ，腫瘤としての認識はできない．ERCPでは膵頭部主膵管の狭窄と尾側の拡張を認める．

画像診断のまとめ

経時的にCTにおける膵頭部の低吸収域が徐々に増大，明瞭化している．EUSでは膵頭部は石灰化を伴う低エコー領域となっているが，明らかな腫瘤としての認識はできない．ただし，MRI (DWI) での小さな高信号域はCTでの囊胞様構造よりはやや大きく，膵癌の併存を否定できない．以上の所見から，慢性膵炎の進行，もしくは膵癌の合併を考えるが，画像所見からの鑑別は困難であった．

術前病理診断

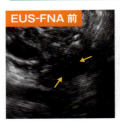 EUS-FNA 前
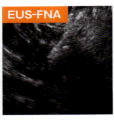 EUS-FNA
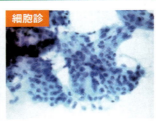 細胞診

ERCP時に経乳頭的に生検, 細胞診を施行したが, 癌陰性であった. EUS-FNA施行時の観察で, 膵頭部の低エコー領域内に1cm大のさらに一段エコーレベルの低い領域を認めたため, この部を標的として穿刺を行ったところ, 細胞診にて腺癌の所見が得られた.

臨床診断と術式

- 術前診断：慢性膵炎併存膵癌
- 術式：膵頭十二指腸切除（SSPPD）, D2郭清
- 進展度診断：TS1, S（−）, RP（＋）, PV（−）, A（−）, T3, cStage ⅡA

病理所見

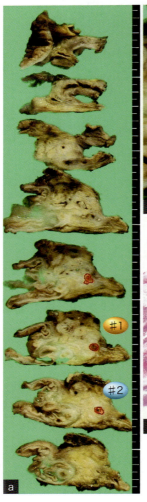
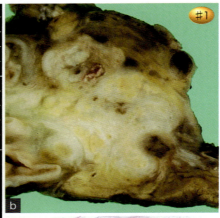
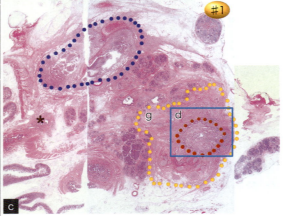

a：割面のマッピング（赤）. b：割面#1の拡大像. 膵実質は萎縮し, 全体的に白色調を呈する. 膵鉤部の鉤部寄りに褐色調の小腫瘤を認める. c：割面#1のルーペ像. 0.8×0.6cm大の浸潤癌（赤点）と, その周囲の線維化巣（黄点）. 膵腹側に膿瘍を認める（青点）. ＊：乳頭部膵管.

Case 13 慢性膵炎経過中に腫瘤増大？

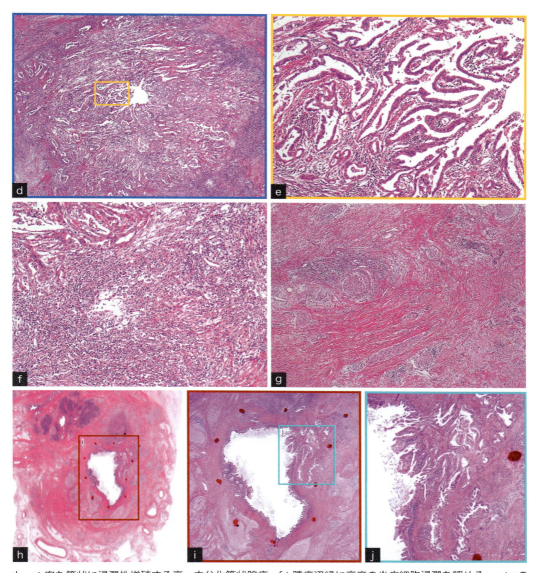

d, e：密な管状に浸潤性増殖する高〜中分化管状腺癌．f：腫瘍辺縁に高度の炎症細胞浸潤を認める．g：cのルーペ像．cの黄点で囲った領域には，腺房の萎縮・消失と線維瘢痕化，単核球・好中球・好酸球浸潤，膵内神経線維の過形成を認める．h：割面#2のルーペ像．病巣中心部に囊胞構造を認める．i：弱拡大，j：強拡大．癌性腺管の拡張もしくは貯留囊胞内の上皮内進展を疑う．

最終病理診断

　線維化の強い慢性膵炎を背景に発生した浸潤性膵管癌．1 cm以下の小膵癌で，膵外への浸潤は認めなかった．中心部に癌性腺管の拡張もしくは貯留囊胞内の上皮内進展を認める．膵腹側の膿瘍形成はFNAもしくは膵炎の影響が考えられる．

▶ 浸潤性膵管癌 (Invasive ductal carcinoma)
Ph, pTS1 (0.8×0.6 cm), infiltrative type, invasive ductal carcinoma, wel＞mod, pT1b, int, INFb, ly0, v0, ne1, mpd0, pCH0, pDU0, pS0, pRP0, PV0, A0, pPL0, OO0, pPCM0, pBCM0, pDPM0, pN0, M0, pStage IA, R0.

CPC ディスカッション　Q&A

Q1 本例でのCT所見の変化は？

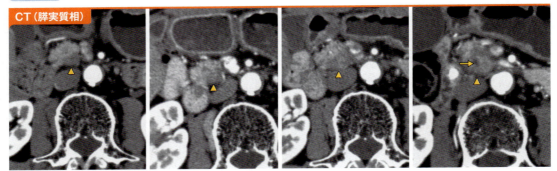

A 膵石および主膵管拡張を伴う慢性膵炎に対し，内視鏡治療を繰り返しながら経過観察していた．CTの膵実質相で22ヵ月前から膵頭部の背側に低吸収域（▲）がみられており，経時的に徐々に増大している．今回の診断時には，やや拡大した低吸収域（▲）の中心に囊胞様構造（⇒）を認め精査となった．

Q2 慢性膵炎併存膵癌の診断のポイントは？

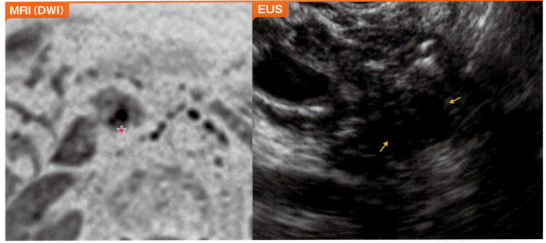

A CTでは膵頭部の低濃度域の増大と，中心部に造影効果を認めない囊胞様構造の出現がみられるが，膵炎と膵癌の鑑別は困難である．一方，MRI（DWI）では病巣中心部に高信号域（★）を認め，この高信号域はCTの囊胞様構造よりやや大きく，膵炎内の膵癌の存在を疑う．EUS-FNA時の観察で，石灰化を伴う低エコー領域内に，周囲に比べ一段低エコーを呈する1cm程度の領域（⇒）を認めた．

Case 13 慢性膵炎経過中に腫瘤増大？

Q3 EUSの低エコー領域と，内部のさらに一段エコーレベルの低い領域は何を反映していたか？

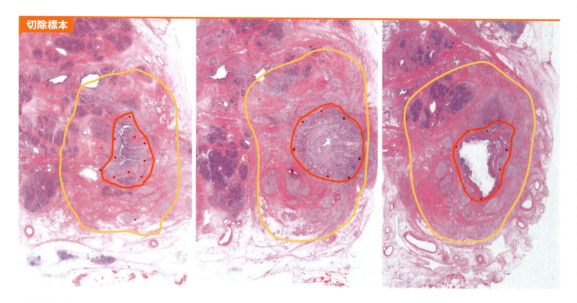

切除標本

A 病理所見では，膵頭部の実質は萎縮し，線維化および炎症細胞による慢性膵炎の変化が広い領域にみられる．黄は線維化の強い領域であり，赤は癌の領域を示している．EUSでの低エコー領域は膵炎による線維化領域で，内部のさらに一段エコーレベルの低い1cm程度の領域は，癌性腺管の拡張もしくは貯留嚢胞の上皮内進展部を含む癌領域を反映していたと考えられる．

❗ 本例から学ぶべきポイント

1. 慢性膵炎は膵癌の危険因子としてあげられており，併存膵癌の診断に留意する必要がある．
2. 慢性膵炎に併存する膵癌の診断は困難なことが多いが，CTとMRI（DWI）が有用であり，EUSと組み合わせて精査を行っていく必要がある．
3. EUS-FNA施行時には，事前の画像情報と詳細な観察による標的の選定が正確な診断に重要である．

Case 14　主膵管の限局性拡張

- 68歳，男性．
- スクリーニングCTにて主膵管拡張を指摘された．
- 血液検査所見：AMY 86 U/mL，CA19-9 ＜1.2 U/mL．

CPCのポイント

1. 診断は？
2. 術式は？

画像所見

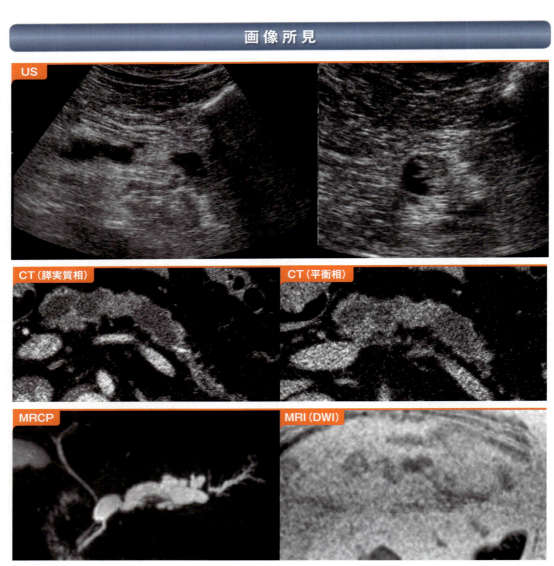

USでは膵体部主膵管の拡張と，主膵管内に乳頭状の結節（MN）を認める．CTでは膵体部の主膵管が拡張し，主膵管内のMNは周囲膵実質と同程度の造影効果を有する．尾側膵は萎縮し，主膵管の拡張はない．MRCPでは，膵体部主膵管の棍棒状の拡張を認めるが，膵頭部や膵尾部の主膵管拡張はみられない．MRI（DWI）では結節部を含め明らかな高信号域はみられない．

Case 14 主膵管の限局性拡張

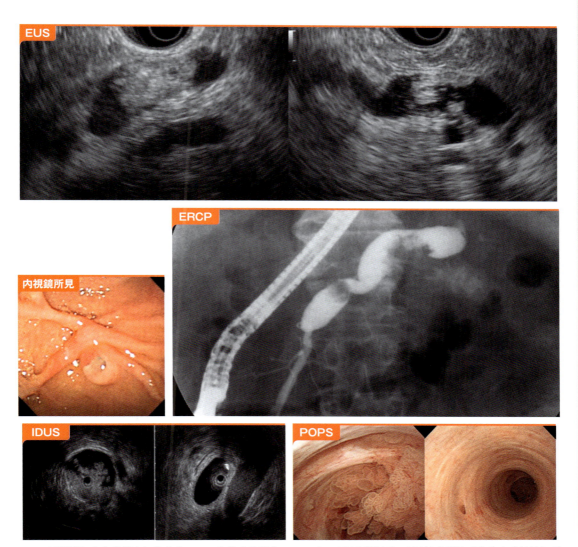

　EUSでは拡張した主膵管内にやや高エコーを呈する最大15 mm高のMNを認める．MNは全周性でやや広く付着しているが，頭側，尾側主膵管内の隆起の連続は認めず，膵実質への浸潤所見はみられない．ERCP時の内視鏡所見で乳頭は開大し，粘液の排泄を認める．ERCPでは主膵管は膵頭部に拡張はなく，体部から棍棒状に拡張し，拡張主膵管内に20 mm長の凹凸を伴う透亮像を認める．頭側の類円形の透亮像はballoonカテーテルである．続いて施行したIDUSでは，膵体部の拡張主膵管内にやや高エコーの乳頭状隆起を認めるが，頭側主膵管壁は平滑であり主膵管内進展を疑う所見はみられない．経口膵管鏡（POPS）では拡張主膵管内に乳頭状隆起を認める．MNの乳頭側主膵管壁は平滑で，明らかな主膵管内進展は認めない．

画像診断のまとめ

　乳頭からの粘液の排泄を認めることから，IPMNと診断できる．主膵管が体部で棍棒状に拡張し，内部に乳頭状のMNを認め，分枝の拡張も目立たないことから，主膵管型IPMNと診断する．IDUS，POPS所見から，明らかな主膵管内進展は認めず，膵実質浸潤もないと診断した．

術前病理診断

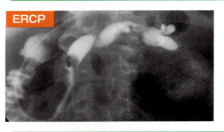

balloonカテーテルを用いてERCPを施行し，造影後の吸引にて採取した膵液を細胞診に提出したが，検体不十分であった．膵管生検は未施行．

臨床診断と術式

- 術前診断：主膵管型IPMN
- 術式：尾側膵切除（DP），D2郭清
- 進展度診断：S（−），RP（−），PV（−），A（−），cStage 0

病理所見

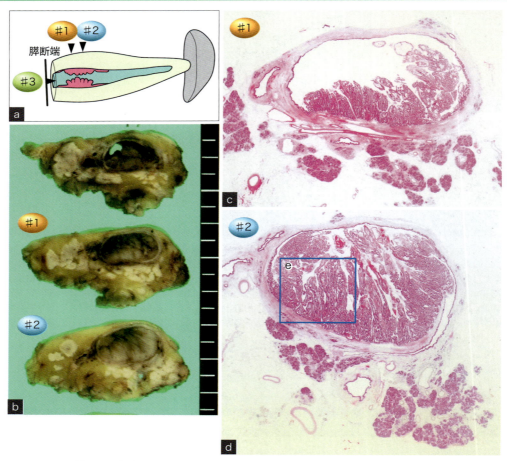

a：シェーマ．拡張した主膵管内に広基性に乳頭状結節がみられ，膵断端側，膵尾側に平坦状に進展している．IPMN（ピンク）．b：割面像．c：割面#1のルーペ像．d：割面#2のルーペ像（乳頭状結節の最大割面）．拡張した主膵管内に乳頭状腫瘍を認める．結節高11 mmで，主膵管に基部を有する．

Case 14 主膵管の限局性拡張

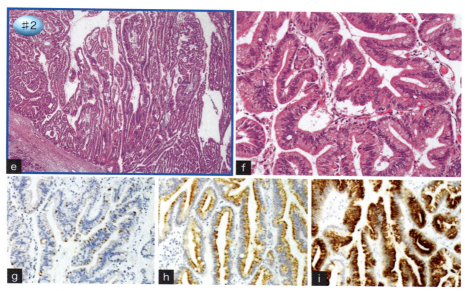

e：#2の弱拡大．先端のやや尖った丈の高い乳頭状に増殖する腫瘍．f：強拡大．紡錘形～楕円形腫大核と豊富な粘液を有する高円柱状腫瘍上皮が，偽重層と極性の乱れを呈し増殖する．高度異型IPMN（非浸潤性IPMCと同義）の所見である．g：MUC2陽性，h：MUC5AC陽性，i：MUC6陽性であり，粘液形質は腸型（intestinal type）である．

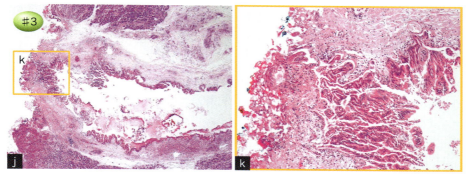

j：主膵管断端を通る割面#3の弱拡大．k：強拡大．主膵管断端に平坦～低乳頭状に進展する軽度異型IPMNをみる．

最終病理診断

　主膵管型IPMNの多くは腸型亜型を示す．結節高は10 mmを超え，組織学的に高度異型（非浸潤性癌）と判断した．肉眼的結節部よりも広く，平坦状に軽度異型病変が主膵管内に広がっていた．膵切除断端における異型度の評価が問題となる．

▶ 主膵管型IPMN with high-grade dysplasia, intestinal type
Pb, i-TS0, cystic type, mpd1, pTis, pS0, pRP0, pPV0, pA0, pPL0, pOO0, pPCM0（主膵管断端に軽度異型IPMNあり），pDPM0, pN0, pStage 0.

CPC ディスカッション　Q & A

Q1 本例の術式では膵全摘術は必要ないか？

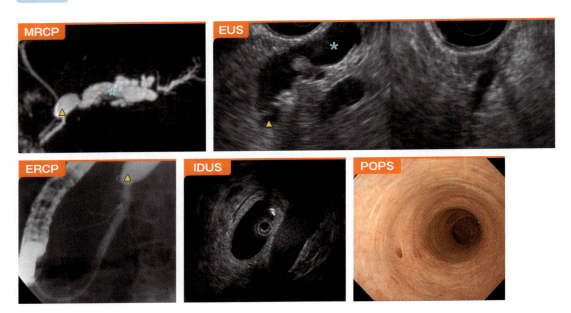

A 膵体部の主膵管（*）が棍棒状に広範囲に拡張しており，この主膵管内に病変が存在する場合の術式は頭側からの切除か，膵尾部側からの切除とすべきか，膵全摘術が必要かが問題となる．
　本例ではMRCPにて膵頭部の主膵管は拡張していないため，拡張起始部の主膵管（▲）に腫瘍の膵管内進展がみられなければ，膵体尾部切除が適応になると考えた．EUSで拡張主膵管（*）内の頭側に向かっての隆起の進展は認めず，ERCPに引き続いて施行したIDUS，POPSでも膵管内に隆起は認めず進展なしと判定し，DPを選択した．

Case 14 主膵管の限局性拡張

Q2 主膵管型IPMNの術前診断で注意すべき点は？

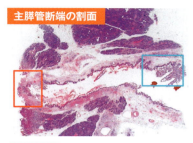
主膵管断端の割面

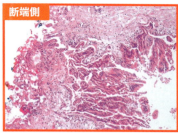
断端側

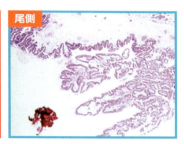
尾側

A 主膵管型IPMNは分枝型と比較して，広範囲に腫瘍の主膵管内進展を呈する症例が多い．このため，術式決定の際には主膵管内進展の確認が重要であり，EUS，IDUSにて主膵管内進展の有無を確認する．さらに，詳細な診断を要する場合にはPOPSを行う．これらの検査で多くは診断可能であるが，丈の低い隆起では診断に限界がある．本例でも病理学的に主膵管断端の割面をみると，主病巣側の主膵管内に乳頭状隆起（青枠）があり，そこから上皮置換性に丈の低い異型上皮が断端側に連続し，切除断端にも低乳頭状の隆起（オレンジ枠）を認める．高さが低く術前診断は困難である．

Q3 主膵管断端に軽度異型IPMNがみられたが，追加切除は必要か？

A IPMN/MCN 国際診療ガイドライン2012では，切除断端に高度異型がみられた場合には追加切除を考慮するが，軽度もしくは中等度異型のときには追加切除は推奨していない．したがって，本例では追加切除は不要である．切除線決定が困難な症例には術中迅速組織診を行い，断端の判定を行うことが推奨されている．

Q4 主膵管型IPMNと鑑別を要する疾患は？

A 主膵管がびまん性に拡張する疾患としては，慢性膵炎あるいは膵癌，乳頭部腫瘍があげられる．これらは主膵管狭窄により，膵液をうっ滞させ尾側主膵管拡張をきたす．このほかに，主膵管内に腫瘍栓を形成することがある腺房細胞癌や神経内分泌腫瘍（NET）がある．また，最近では膵管内管状乳頭腫瘍（Intraductal tubulopapillary neoplasm：ITPN）が膵管内腫瘍の一つとして注目されてきている．
IPMNの診断には，乳頭部所見やERCPなどで粘液を証明することがポイントとなる．

❗ 本例から学ぶべきポイント

1. 主膵管拡張をみた場合にはIPMNを考慮するが，他疾患との鑑別は重要である．
2. 主膵管型IPMNを疑う場合には，粘液の証明と主膵管内の結節・隆起の有無を確認する．
3. 主膵管型IPMNの術式決定には，主膵管内進展の判定が重要となる．

ミニレクチャー 7

主膵管型 IPMN

Main-duct IPMN

- IPMN 国際診療ガイドラインによる主膵管型の定義は，「5 mm を超える部分的あるいはびまん性の主膵管拡張が，ほかに原因がなくてみられるもの」とし，5〜9 mm を "worrisome features"，10 mm 以上を "high-risk stigmata" と主膵管拡張で判断することを提唱している．しかしながら，分枝型に比べ非浸潤癌，浸潤癌の頻度が高く，手術適応となる例が多いことから，主膵管型に分類される例は絞られるべきであり，より厳密にする必要がある．
- 筆者らが考える主膵管型は，「主膵管内に高乳頭状〜低乳頭状病変が存在し，周囲分枝の拡張を伴わないもの」とし，主膵管拡張は限局拡張型とびまん拡張型とする．単に主膵管拡張を示す例を主膵管型 IPMN とせず，主膵管内の病変の存在を確認し，認められなければ「疑い」とする．この基準による，当センターにおける IPMN 全症例における主膵管型 IPMN の割合は 2.5％に過ぎない（表）．

① 粘液産生の乏しい主膵管型 IPMN

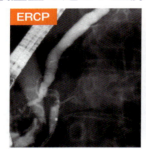
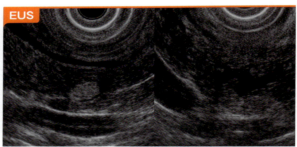

② 粘液産生を伴う主膵管型 IPMN（限局拡張型）

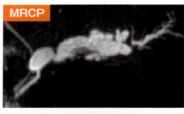
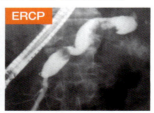
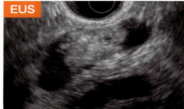
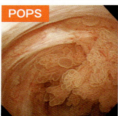
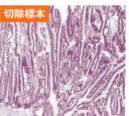

3 主膵管型と誤認しやすい分枝型IPMN

　分枝型IPMNの分枝起始部が粘液過多により大きく開いた場合には，主膵管との境界が不明瞭となり，主膵管型と誤認してしまう危険があるため注意を要する．

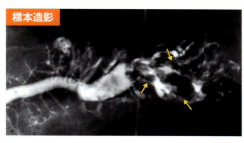
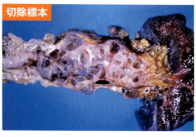

膵尾部主膵管の著明な拡張に見えるが，隔壁様の構造（⇒）が主膵管内に多数認められる．粘液により多数の分枝起始部が大きく開き，多数の隔壁構造があたかも蜂巣状を呈している．主膵管には隔壁構造はなく，このような所見を認めた場合には分枝の拡張と判断する必要がある．

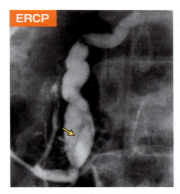
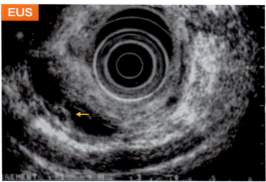

ERCPで一見すると主膵管拡張と判断されやすいが，線状の隔壁構造を認める（⇒）．EUSでも明らかに線状の隔壁構造（⇒）を認める．主膵管近傍の分枝拡張があたかも主膵管拡張に見え，主膵管型と誤認しやすい．

表　当センターにおけるIPMN症例（1997.4〜2016.3）

		切除	非切除	計
主膵管型		15	12	27 (2.5%)
	腺癌	10		
	非浸潤癌 (HD)	8		
	浸潤癌	2		
	LD/ID	5		
分枝型		141	919	1,060 (97.5%)
	腺癌	84		
	非浸潤癌 (HD)	56		
	浸潤癌	28		
	LD/ID	57		
計		156	931	1,087

Case 15 膵頭部嚢胞性病変

- 43歳，女性．
- 膵嚢胞精査目的で紹介．
- 血液検査所見：T-Bil 0.3 mg/dL，ALT（GPT）12 U/L，AMY 59 U/L，CA19-9 8.9 U/mL．

CPCのポイント

1. 診断は？
2. 手術適応か？

画像所見

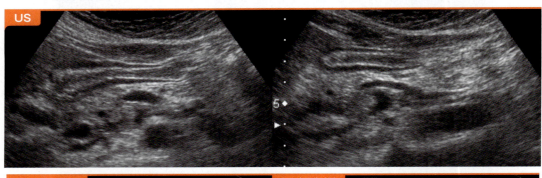

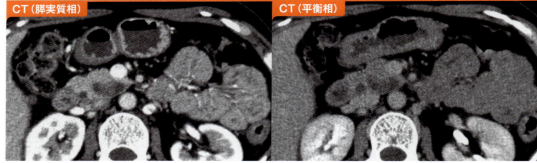

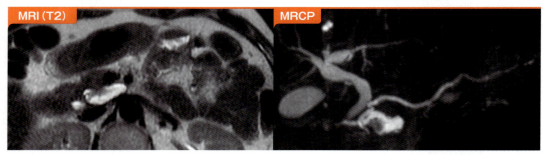

USで膵頭下部に30 mmの拡張分枝を認め，内部に乳頭状で高エコーの結節（MN）を認める．CTでは拡張分枝内に膵実質相，平衡相で淡い造影効果を認める．MRI（T2）では拡張分枝が高信号で内部にsignal defectを認める．MRCPでは膵頭下部の拡張分枝内にsignal defectを認める．

Case 15 膵頭部嚢胞性病変

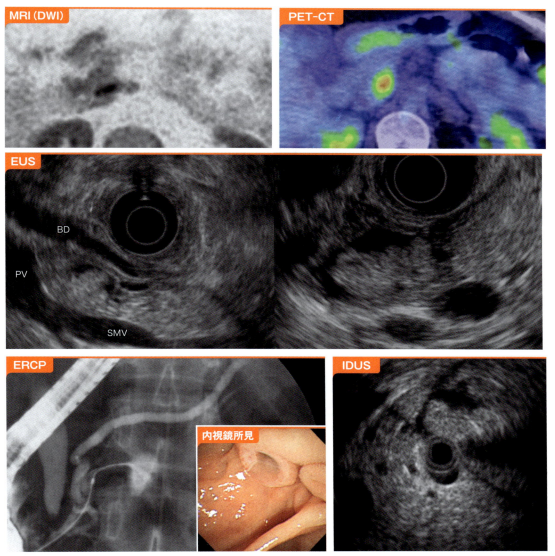

　MRI（DWI）で病変部に軽度の高信号域を認め，PET-CTではMNと思われる部位でSUVmax 3.93と高値を示した．EUSでは拡張分枝内に最大高8 mmの高エコーの乳頭状のMNを認める．明らかな膵実質への浸潤所見は認めない．ERCPでは乳頭は開大し，粘液排出を認める．拡張分枝内に造影剤の流入を認め，主膵管と拡張分枝との交通が確認され，ガイドワイヤも分枝内に誘導された．IDUSでは拡張分枝内にやや高エコーのMNを認めたが，主膵管内には隆起はみられなかった．

画像診断のまとめ

　US，CT，MRCPから分枝型IPMNの診断は容易である．拡張分枝内のMNがCTで造影される，MRI（DWI）で軽度高信号，PET-CTで異常高値を示している点で悪性（高度異型あるいは浸潤癌）の可能性を疑う．EUSでのMN高は8 mmであり，膵実質浸潤所見は認めず，主膵管内進展もみられない．以上の所見から，分枝型IPMNの高度異型を考える．

術前病理診断

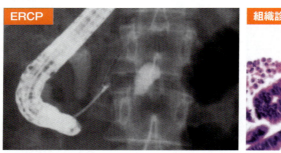
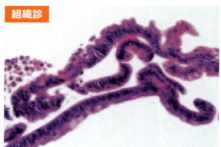

ERCP時に経乳頭的に分枝起始部から生検を施行．組織診では軽度異型上皮と診断．

臨床診断と術式

- 術前診断：分枝型IPMN
- 術式：膵頭十二指腸切除（SSPPD），D2郭清
- 進展度診断：S(−)，RP(−)，PV(−)，A(−)，cStage 0

病理所見

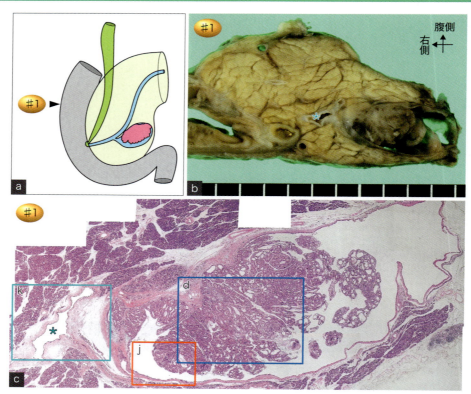

a：シェーマ．IPMN（ピンク）．b：割面#1の肉眼像．膵頭部の拡張分枝膵管（最大22×9 mm）内に乳頭状結節を認める．＊：主膵管．c：割面#1のルーペ像．分枝内に基部を有し，乳頭状増殖する隆起性病変．組織学的結節高8 mm．間質浸潤はみられない．

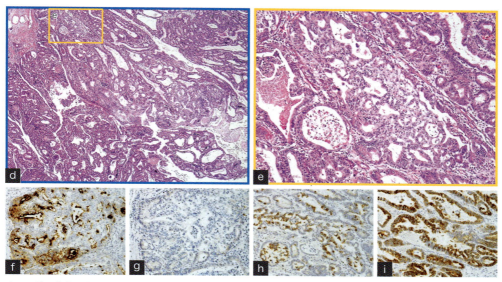

d：シダの葉状の複雑な分岐を呈する乳頭状腫瘍．e：一部で篩状構造を示す．核クロマチン凝集し核小体明瞭な類円形腫大核を有し，極性は消失している．乳頭状結節部は全体に癌と判断される高度の核・構造異型を有する．分枝型の高度異型IPMN（非浸潤性IPMCと同義）と診断した．f：MUC1陽性，g：MUC2陰性，h：MUC5AC陽性，i：MUC6陽性を呈し，粘液形質は胆膵型（pancreatobiliary type）を示す．

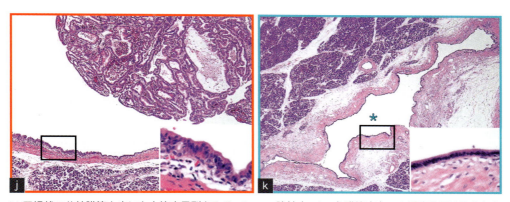

j：平坦状の分枝膵管上皮にも中等度異型をみる．inset：強拡大．k：主膵管（*）への腫瘍進展はみられない．inset：強拡大．異型のない膵管上皮である．

最終病理診断

　分枝膵管に限局し，乳頭状結節を有する高度異型IPMN．形態，粘液形質から胆膵型に分類される．乳頭状結節部の異型は高度であったが，間質浸潤はみられなかった．

▶ 分枝型IPMN with high-grade dysplasia, pancreatobiliary type（第6版）
▶ IPMN with high-grade dysplasia（WHO2010）

Ph, i-TS0, cystic type, mpd0, pTis, pCH0, pDU0, pS0, pRP0, PV0, A0, pPL0, OO0, pN0, pPCM0, pBCM0, pDPM0, pStage 0, R0.

CPC ディスカッション　Q & A

Q1 分枝型 IPMN の手術適応は？

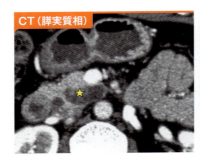 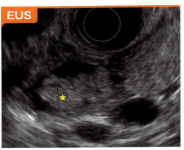

A 分枝型 IPMN では，経過観察によって長期間進展を示さない例が多く，手術適応は絞られる．ただし，一部に非浸潤癌あるいは浸潤癌例もあり，治療方針の決定に際し画像診断が重要となる．
本例は，拡張分枝内に CT で淡い造影効果を有する MN（☆）がみられ，EUS で MN 高は 8 mm 大（☆）であった．
分枝型 IPMN に対する診療方針は施設により差があるのが現状である．当センターの方針としては，以前は MN 高 6 mm 以上を切除適応としていたが，切除後の検討で軽度から中等度異型 IPMN 例も多く含まれていた．このため，MN 高 6 mm 以上でも浸潤を疑う所見がなく，経乳頭的生検でも悪性所見がみられなければ，経過観察を行い，進展がみられた場合に手術を考慮する方針に変更している．

Q2 生検検体と切除標本の病理診断の解離の原因は？

生検検体　　　　　　　　　　　　　　切除標本

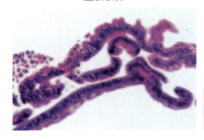 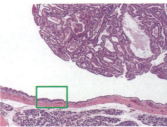 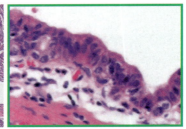

A 本例の経乳頭的生検では，軽度の異型上皮のみ認めた．切除標本では乳頭状結節部は高異型度IPMNであったが，周囲は平坦状の中等度異型であり，主膵管には腫瘍進展は認められていない．生検は分枝膵管起始部から行っており，分枝内生検でないことから，高異型度部分の採取はできていないと考えられる．このように，IPMNでは術前の組織診断と最終病理診断の間にしばしば解離が認められる．この原因としては，①IPMNでは，異型度が病変全体で均一ではなく部位により差がある場合が多く，生検を施行した部位が必ずしも異型の強い部位とは限らないこと，②IPMNでは，細胞異型が膵癌に比べて弱く，小さな生検材料では正確な判定に限界がある，などがあげられる．

Q3 分枝型IPMNの診断にPET-CTは有用か？

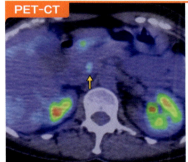
27ヵ月前
SUVmax 1.94

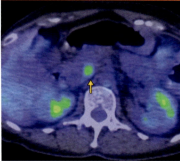
11ヵ月前
SUVmax 2.49

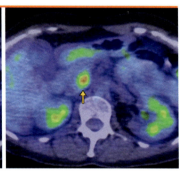
今回
SUVmax 3.93

A 本例は，前医で膵囊胞の診断にてPET-CTでの経過観察がなされていた．27ヵ月前のPET-CTにて膵頭部の囊胞部にわずかに信号（⇒）を認めるが，SUV maxは低値である．11ヵ月前にはわずかに高信号（⇒）を示すが，SUV max高値には至っていない．しかし，今回は明らかな高信号を呈し，SUV max高値（⇒）を示している．SUV max高値を示す部位は拡張分枝内の結節部に一致しており，病理学的にも高度異型IPMNであり，PET-CTがIPMNの悪性度診断に有用である可能性が示唆される．今後の検討に期待したい．

❗ 本例から学ぶべきポイント

1. 分枝型IPMNの手術適応例は限られるが，造影効果を有するMN，丈の高いMNの存在が手術を考慮する重要な因子である．
2. 分枝型IPMNでは経過観察が重要であり，進展がみられた場合に手術を考慮する治療方針が妥当である．
3. PET-CTは分枝型IPMNの悪性度診断に有効である可能性がある．

Case 16 主膵管内腫瘍？

- 56歳，男性．
- 他疾患フォローCTで，主膵管拡張，膵嚢胞精査目的で紹介．
- 血液検査所見：AMY 56 U/L，CA19-9 12.6 U/mL，DUPAN-2 2,222 U/mL．

CPCのポイント

1. 診断は？
2. 粘液の存在は？
3. 進展度診断は？

画像所見

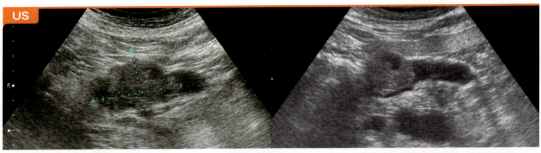

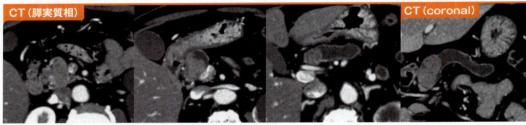

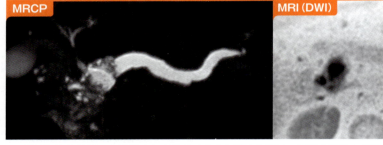

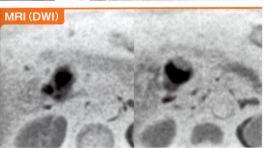

USで膵頭部から体部の主膵管内に充満するような腫瘤を認め，尾側主膵管の拡張がみられる．CTでは膵頭部の腫瘤が造影早期から後期までほぼ同程度の造影効果を有しており，主膵管内で膨張性に発育，尾側主膵管は拡張し，膵実質は菲薄化している．MRCPでは頭側膵管内に signal defect がみられ，尾側主膵管が拡張している．MRI（DWI）で膵頭部の腫瘤部は高信号を示している．

Case 16 主膵管内腫瘍？

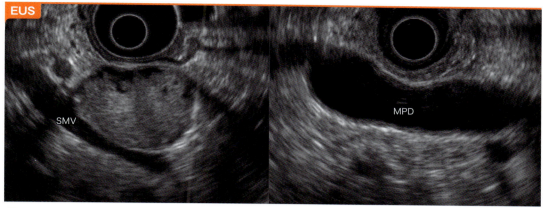

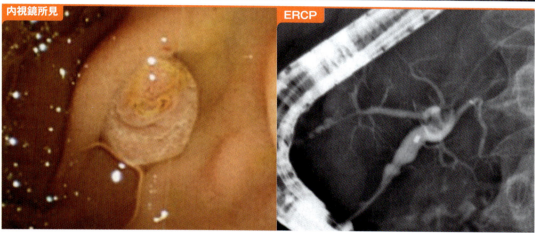

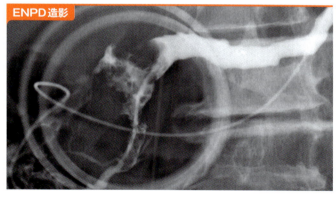

EUSでは主膵管内を占拠するように結節状の高エコー腫瘤を認めるが，明らかな膵実質への浸潤所見は認めない．尾側主膵管（MPD）内には隆起や壁肥厚所見は認めない．ERCP時の内視鏡観察では乳頭の開大，粘液排出は認めない．ERCPでは乳頭側主膵管は拡張なく，粘液透亮像もみられず，陰影欠損を認める．ENPD造影では膵頭部主膵管内に充満する不整形の透亮像がみられる．

画像診断のまとめ

　腫瘤は主膵管内に充満する結節状の形態を呈している．十二指腸乳頭の開大や粘液の排泄を認めず，腫瘤の乳頭側の主膵管には拡張はみられず，粘液透亮像もみられないことより，主膵管型IPMNではなく，膵管内管状乳頭腫瘍（ITPN）を第一に疑う．尾側主膵管内進展や，膵実質浸潤所見はなしと判断した．

　鑑別診断としては，粘液非産生性の主膵管型IPMNや，主膵管内に腫瘍栓を形成することがある神経内分泌腫瘍（NET），あるいは腺房細胞癌などがあげられる．

術前病理診断

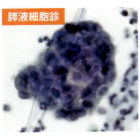
膵液細胞診

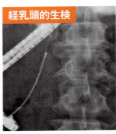
経乳頭的生検

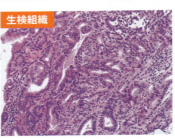
生検組織

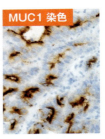
MUC1 染色

膵液細胞診：核形不整を一部認め，疑陽性と判定した．経乳頭的生検を施行．生検組織にて類円型腫大核を有するN/C比の高い立方状異型細胞が，小型管状に増殖する腫瘍が採取され，免疫組織化学的にMUC1陽性，MUC2陰性，MUC5AC陰性，MUC6陽性，trypsin陰性であることから，ITPNと診断した．

臨床診断と術式

- 術前診断：ITPN
- 術式：膵頭十二指腸切除（SSPPD），D2郭清
- 進展度診断：S(−)，RP(−)，PV(−)，A(−)，cStage 0

病理所見

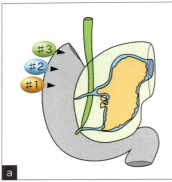

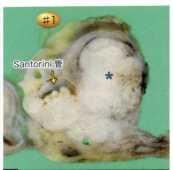

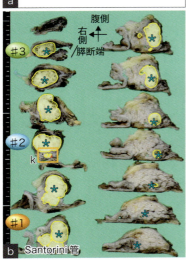

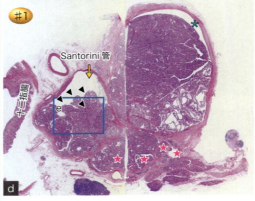

a：シェーマ．b：割面のマッピング．黄：ITPN，k枠内の赤：微小浸潤部．主膵管（＊）を結節状に充満し，分枝膵管，Santorini管に進展する．最大割面で3.4×3.2 cm大，頭尾方向に5.5 cm．尾側主膵管は径11 mmに拡張をみる．c：割面 #1 の肉眼像．膵管内に白色調で表面結節性の充実状病変が腫瘍栓状に充満する．Santorini管内では結節表面がやや乳頭状を呈する．粘液貯留はみられない．

d：拡張した主膵管（＊），分枝膵管（★），Santorini管内を腫瘍栓状に増殖する腫瘍である．管状腺管が密に増殖する結節状病変で，一部で表面乳頭状の構造（▶）がみられる．膵管閉塞により，膵腺房は高度に萎縮している．

Case 16 主膵管内腫瘍？

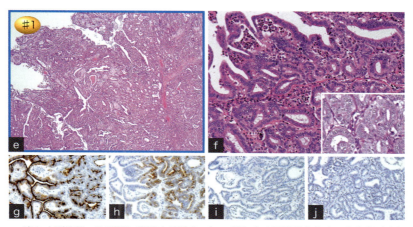

e：密な小型管状，乳頭状に増殖する腫瘍．f：一様に高度異型核を有する立方状腫瘍細胞が，小型管状に増殖する．inset：PAS染色．細胞内粘液に乏しい．g：MUC1陽性，h：MUC6陽性，i：IPMN全亜型で陽性となるMUC5ACは陰性，j：腺房マーカーであるtrypsinは陰性．ITPNと診断した．

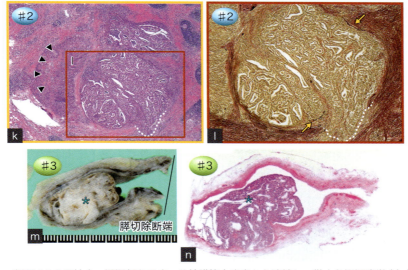

k：割面#2の弱拡大，浸潤部を示す．分枝膵管内病変から連続し，微小な浸潤癌巣（白点線，1.2 mm）をみる．壊死を伴う（▶）．l：EvG染色．膵管壁の断片化した弾性線維（⇒）を越え，間質へ浸潤している．m：割面#3の肉眼像とn：ルーペ像．＊：主膵管．腫瘍の膵尾側辺縁は結節状を呈する．膵切除断端は陰性である．

最終病理診断

主膵管内を主体に発育したITPNで，微小な浸潤癌がみられた．IPMNや腺房細胞癌との鑑別に免疫組織化学染色が必須である．

▶ **膵管内管状乳頭腫瘍 (Intraductal tubulopapillary neoplasml：ITPN)**
Ph, pTS3（5.5×3.4×3.2 cm），i-TS1（1.2 mm），int, INFb, ly0, v0, ne0, mpd1, pT1a, pCH0, pDU0, pS0, pRP0, PV0, A0, pPL0, OO0, pPCM0, pBCM0, pDPM0, pN0, pStage IA, R0.

CPC ディスカッション　Q & A

Q1　ITPN の特徴は？

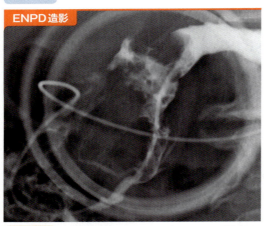
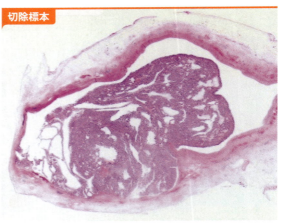

ENPD造影　　　切除標本

A　膵管内腫瘍の一つとして，最近 ITPN という疾患概念が提唱されている．ITPN の特徴は，拡張した主膵管内に充実性腫瘍が鋳型状にはまり込む形態を呈し，明らかな粘液を認めない．
病理組織学的には管状，乳頭状増殖を示し，一様に異型が強く，しばしば壊死を伴う．免疫組織化学染色で IPMN の大多数で陽性となる MUC5AC が陰性で，MUC1 が陽性となることが多い．遺伝子変異では IPMN で頻繁にみられる *KRAS*，*GNAS* 変異は認めず，*PIK3CA* の変異を認める．

Q2　微小浸潤癌（minimally invasion）の診断は困難か？

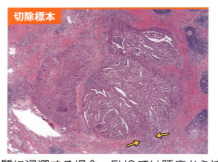

切除標本

A　膵管内腫瘍が膵実質に浸潤する場合，EUS では腫瘤から連続する mixed-echo pattern とよばれる高低エコーの混在，または solid-echo pattern とよばれる低エコー所見を呈し，CT での低吸収域や，MRI の DWI による信号低下も診断に有用とされている．しかし，浸潤癌にある程度の volume があれば診断可能であるが，本例のように浸潤部（⇒）1.2 mm の"微小浸潤癌"の診断は現在でも困難である．（p.130 ミニレクチャー8参照）

Q3 主膵管内腫瘤を呈する疾患の鑑別は？

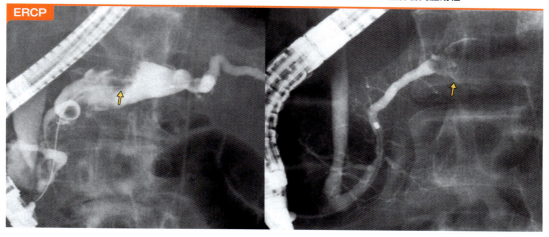

A 主膵管内に腫瘤を認めた場合，まず第一に考えるのは主膵管型IPMNである．主膵管型IPMNは，国際診療ガイドラインでは「5 mmを超える部分的あるいはびまん性の主膵管拡張が，他に原因がなくてみられるもの」と定義され，通常は主膵管内に乳頭状隆起（⇒）を伴う．診断には，粘液の存在を証明することが重要であり，乳頭開口部の開大や粘液の排泄，あるいは膵管造影で粘液透亮像を確認する．

また，主膵管内に腫瘍栓を形成することがある腺房細胞癌やNETも鑑別としてあげられる．これらの膵管内腫瘤は通常，表面が平滑であり，膵管造影にて"かに爪"状所見（⇒）を呈する．膵実質浸潤部から膵管内に入り込むように腫瘤を認める場合にはこれらを考える（p.88 ミニレクチャー6参照）．

! 本例から学ぶべきポイント

1. 主膵管内に充満する結節状の腫瘤を認め，粘液を認めない場合にはITPNを念頭に置く．
2. ITPNを疑う場合には，膵実質浸潤所見の有無に気をつける．

Case 17 主膵管拡張と膵頭部腫瘤？

- 51歳，女性．
- 検診のUSにて主膵管拡張と膵頭部腫瘤を指摘され紹介．
- 血液検査所見：AMY 173 U/L，CA19-9 37.4 U/mL．

CPCのポイント

1. 膵頭部病変は分枝型IPMNでよいか？
2. IPMN由来浸潤癌を疑うか？

画像所見

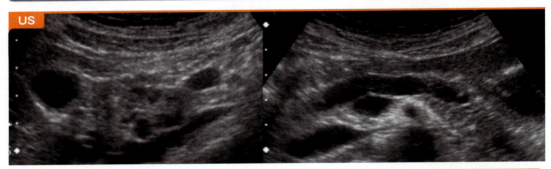

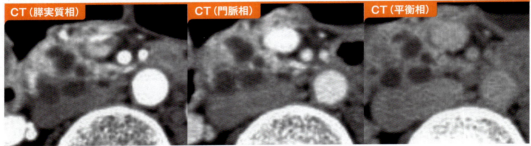

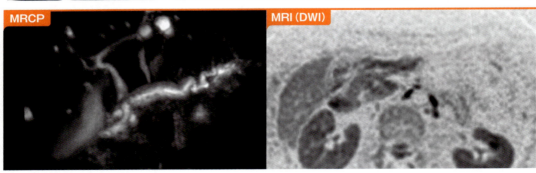

USで主膵管の拡張，および膵頭部に囊胞と内部に高エコーの結節状隆起（MN）を疑う．CTでは囊胞内に造影効果を有する隆起部を数ヵ所認める．MRCPでは主膵管拡張と膵頭部に分枝拡張がみられるが，全体は描出されていない．MRI（DWI）では高信号域はみられない．

Case 17 主膵管拡張と膵頭部腫瘤？

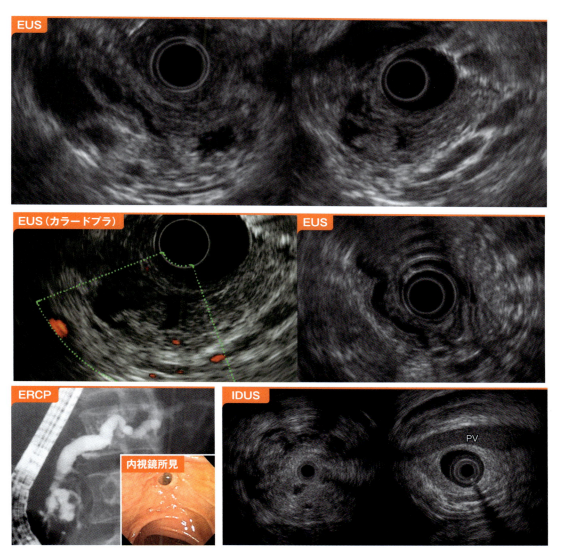

EUSで膵頭部の拡張分枝内にやや高エコーのMNを認め，MN高は7 mmである．分枝壁の断裂や周囲にmixed echo（高・低エコーの混在）などの由来浸潤癌を疑う所見は認めない．カラードプラでも結節内に血流シグナルはみられない．また，膵体部主膵管内には病変の進展を疑う所見は認めない．ERCP時の内視鏡所見で乳頭は開大，粘液排出を認め，balloonカテーテルを用いた膵管造影で主膵管の拡張はみられるが，拡張分枝は一部のみ造影されているが，全体は造影されない．IDUSで膵頭部の拡張分枝内にやや高エコーのMNを認める．門脈（PV）より尾側主膵管内への進展所見は認めない．

画像診断のまとめ

主膵管拡張と膵頭部分枝拡張を認めることから，分枝型IPMNと診断する．造影効果を有する結節の存在，EUSにて7 mm高のMNを認めるが，浸潤癌を疑う所見に乏しいことから，高度～中等度異型相当のIPMNを疑う．

術前病理診断

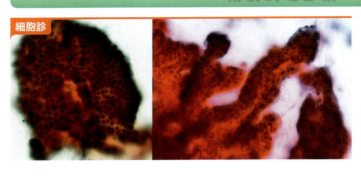

細胞診

ERCP下膵液吸引細胞診：核の重積性，核密度の上昇した粘液を豊富に含む円柱状上皮の乳頭状増殖を認めた．中等度異型のIPMNを考える像と判定した．

臨床診断と術式

- 術前診断：分枝型IPMN
- 術式：膵頭十二指腸切除（SSPPD），D2郭清
- 進展度診断：S(−)，RP(−)，PV(−)，A(−)，cStage I

病理所見

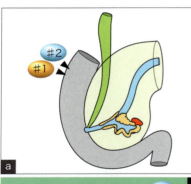

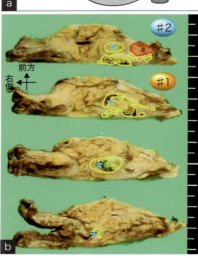

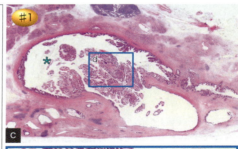

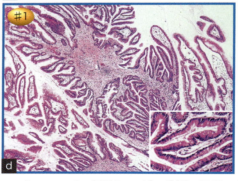

a：シェーマ．b：割面のマッピング（黄：IPMN，赤：浸潤癌）．拡張した分枝膵管から主膵管(★)に広基性増殖するIPMNで，分枝と主膵管交通部に高さ0.7 cmの乳頭状結節を認める．囊胞の最大径は2.5 cmで，腹側に1.0 cm大の浸潤部を認める．c：割面#1のルーペ像．主膵管(★)と連続する分枝の拡張を認め，交通部に乳頭状結節が存在する．d：乳頭状結節部の中拡大．規則的な乳頭状構造を呈する腫瘍．inset：杯細胞型の粘液と軽度腫大核を有する円柱状異型上皮からなる．偽重層をみるが，極性は保たれ，同部位は中等度異型のIPMNと判断した．

Case 17 主膵管拡張と膵頭部腫瘤？

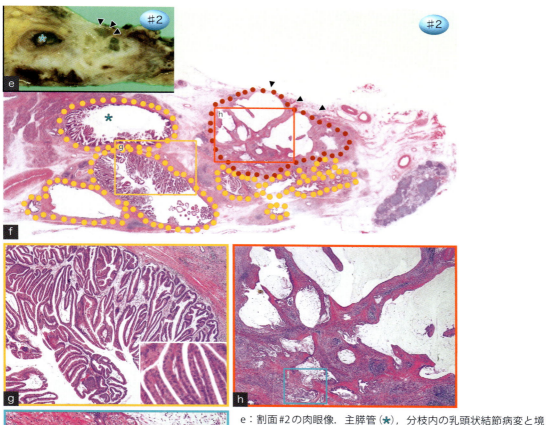

e：割面#2の肉眼像．主膵管（＊），分枝内の乳頭状結節病変と境界不明瞭な粘液塊状の浸潤部（▶）が認められる．f：割面#2のルーペ像（黄点：IPMN，赤点：浸潤癌）．高度異型IPMNの分枝病変に接し，粘液豊富な浸潤癌をみる．浸潤径1.0×0.6 cm．g：分枝膵管に広基性に増殖する乳頭状腫瘍，節高は0.3 cmである．不規則な乳頭状構造を呈する．inset：クロマチン凝集した類円型腫大核を有し，粘液が減少したN/C比の高い異型上皮が，極性を失し増殖する．高度異型IPMNの所見である．前頁の乳頭状結節部（d）のものよりも異型度が高い．MUC2陽性で，腸型形質（intestinal type）を呈する．h：粘液湖を分化型腺癌が裏打ちする粘液癌のパターンで浸潤している．i：基底膜は不明瞭化し，癌の小胞巣状浸潤（⇨）もみられる．

最終病理診断

腸型形質の分枝型高度異型IPMNに連続し，粘液癌の形で浸潤したIPMN由来浸潤癌の症例．浸潤径10 mmの小膵癌であった．膵内に限局し，脈管侵襲やリンパ節転移は認められなかった．

▶ **IPMN由来浸潤癌（IPMN with an associated invasive carcinoma）**
Ph, pTS2（2.5 cm），i-TS1（1.0×0.6 cm），cystic type, muc, int, INFb, ly0, v0, ne0, mpd0, pT1b, pCH0, pDU0, pS0, pRP0, PV0, A0, pPL0, OO0, pPCM0, pBCM0, pDPM0, pN0, M0, pStage IA, R0.

CPC ディスカッション　Q & A

Q1 微小浸潤癌だが，術前の診断は可能か？

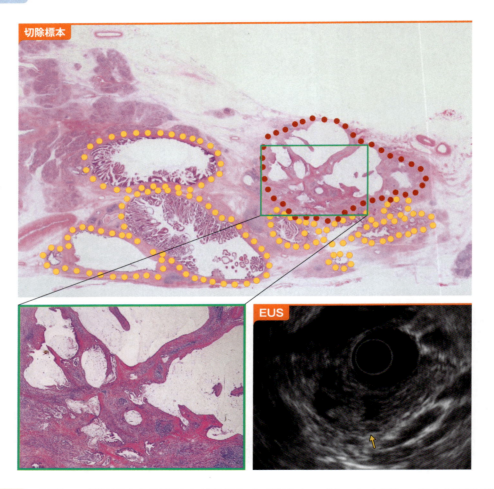

A 浸潤は，粘液湖を分化型腺癌が裏打ちする粘液癌のパターンを呈し，癌の小胞巣状浸潤もみられる．浸潤部径は1.0×0.6cmと大きくない．また，浸潤部は隆起の高いMNと少し離れて存在している．

EUSの見直しでは，MNと離れた部位にやや低エコーと高エコーの混在様部（⇒）を認めるが，この部に相当しているかの正確な判断はできず，微小浸潤癌の指摘は困難と言わざるを得ない．

Q2 ERCPで拡張分枝が造影されない理由は？

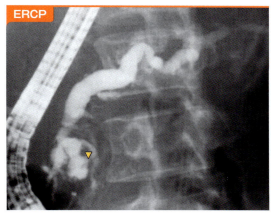

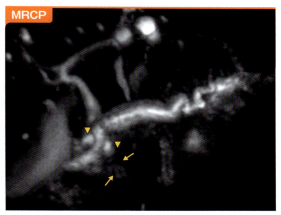

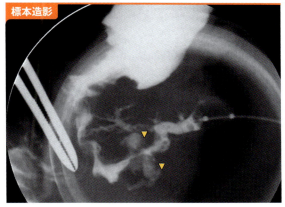

A ERCPでは拡張分枝の一部のみ（▽）造影されているが，全体は描出されない．MRCPでも拡張分枝の一部は高信号を呈するが，拡張分枝の全体のintensityはやや低い（⇒）．標本造影ではERCPの造影領域よりは大きく造影されるものの（▽），拡張分枝全体は描出されていない．この要因としては，拡張分枝内に粘稠な粘液が充満していたためと考えられる．粘稠な粘液の存在は高度異型（癌）を疑う所見の一つと考える必要がある．

⚠ 本例から学ぶべきポイント

1. 微小浸潤癌の診断は現状でも困難である．
2. 浸潤部は隆起の高いMNの直下とは限らない．
3. ERCPで拡張分枝が造影されない場合には，粘稠な粘液の存在が考えられ，高度異型を疑う．

Case 18　分枝型IPMNに充実部出現

- 78歳，女性．
- 5年前から分枝型IPMN多発としてフォロー中．膵体部嚢胞内か近傍に充実病変が出現．
- 血液検査所見：CA19-9　119.1 U/mL．

CPCのポイント

1. 非浸潤性IPMCか，由来浸潤癌か，併存膵癌の隣接発生か？

画像所見

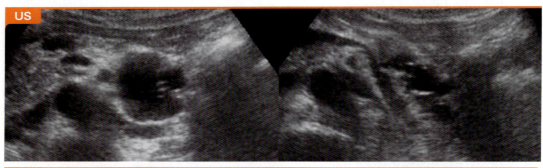

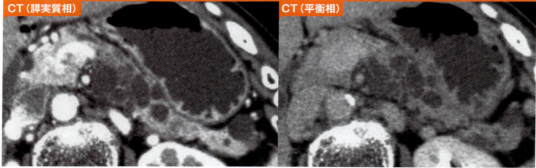

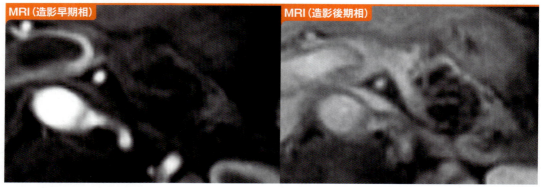

USにて膵体部の嚢胞の頭側に充実部の出現をみる．CTの膵実質相で膵体部嚢胞の頭腹側に淡い造影効果と平衡相で周囲と同程度の造影効果を認める．造影MRIの早期相で弱い造影，後期相で徐々に造影される領域がみられる．

Case 18 分枝型IPMNに充実部出現

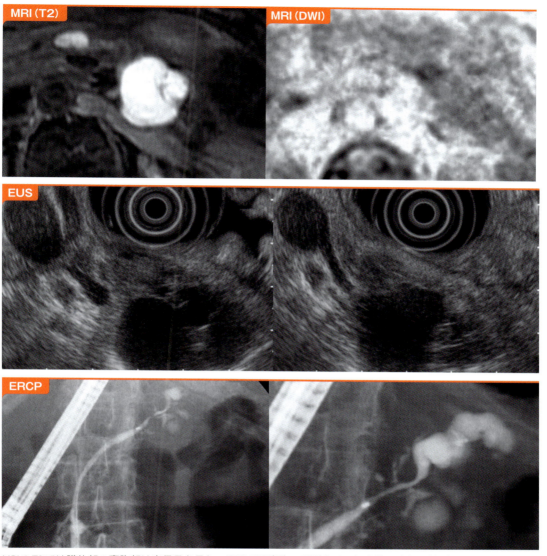

MRIのT2では膵体部の囊胞部は高信号を呈し，DWIでは囊胞の頭側寄りに部分的に高信号域がみられる．EUSでは囊胞の頭側辺縁に腫瘤がみられ，周囲に無エコー域がみられることから，腫瘤の大部分は拡張分枝内に存在する結節状隆起（MN）であることを疑う．ERCPでは拡張分枝は一部のみ造影され，主膵管の圧排性狭窄と尾側主膵管の拡張を認める．

画像診断のまとめ

US，CT，MRIでは大きめの囊胞（拡張分枝）の頭側辺縁に充実部が認められる．EUSで充実部の大部分が拡張分枝内に存在するMNと判断し，分枝型IPMCと考える．ERCPで主膵管に狭窄を認めたことから，分枝型IPMN由来の微小浸潤癌，あるいは浸潤癌を疑う．鑑別としては，分枝型IPMNに隣接して併存する通常型膵癌があがる．

術前病理診断

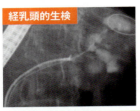
経乳頭的生検

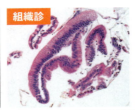
組織診

IPMNが背景にあることから，ERCPに引き続き経乳頭的生検を施行．組織診では悪性所見は得られなかった．膵液細胞診も施行したが，提出した3回いずれも陰性であった．

臨床診断と術式

- 術前診断：分枝型IPMN（隆起型，微小浸潤癌疑い）
- 術式：尾側膵切除（DP），D2郭清
- 進展度診断：S(−)，RP(−)，PV(−)，A(−)，cStage I

病理所見

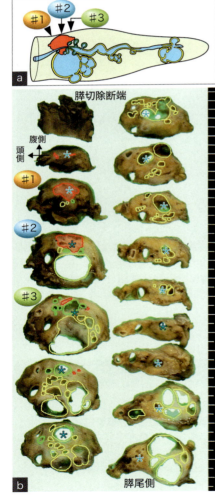

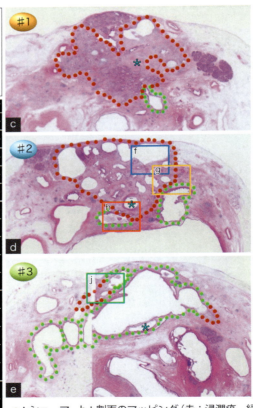

a：シェーマ．b：割面のマッピング（赤：浸潤癌，緑：高度異型IPMN，黄：低異型度IPMN）．＊：主膵管．体尾部に広がる分枝主体のIPMNの頭・腹側に浸潤癌が分布．IPMNは低乳頭状に増殖し，肉眼的な乳頭状結節は認められない．c：割面#1のルーペ像．IPMNの乳頭側，膵腹側に浸潤性腺癌を認め，主膵管は狭窄している．浸潤径1.2×0.8×3.0 cm．d：割面#2の，e：割面#3のルーペ像．平坦状の高異型度IPMNから浸潤癌への移行像をとらえた（h, j）．

Case 18 分枝型IPMNに充実部出現

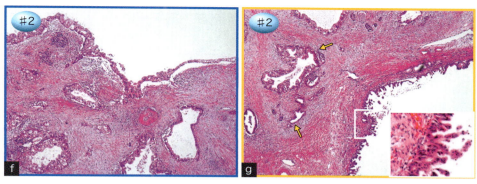

f：小型〜癒合管状に浸潤する中分化型管状腺癌．g：分枝膵管の高度異型IPMN（gastric type），inset：低乳頭状に増殖する上皮内癌．ここでは隣接する浸潤癌（⇒）との連続性はみられない．

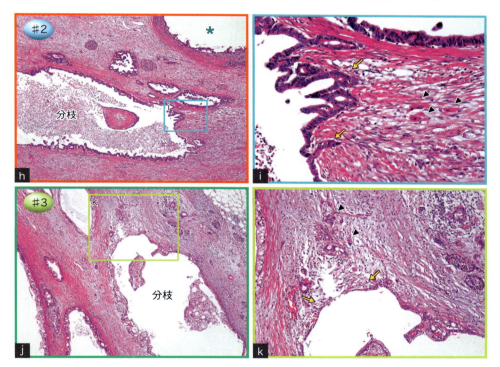

h〜k：低乳頭状〜平坦状に増殖する分枝膵管の高度異型IPMNから，間質浸潤（▶）への移行像（⇒）を認める．

最終病理診断

広範囲の分枝型IPMCのflat typeから連続して管状腺癌の形式で間質に浸潤しており，IPMN由来浸潤癌と診断した．

▶ IPMN由来浸潤癌（flat type）（IPMN with an associated invasive carcinoma）
Pb, i-TS2（1.2×0.8×3.0 cm）, cystic and infiltrative type, tub2＞por, int, INFb, ly2, v1, ne1, mpd0, pT2, pS0, pRP0, pPV0, pA0, pPL0, pOO0, pPCM0, pDPM0, pN0, M0, pStage Ⅰ B, R0.

CPC ディスカッション　Q & A

Q1 IPMNの経過観察中に充実部が出現したが，以前の画像はどうか？

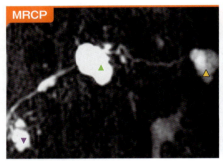
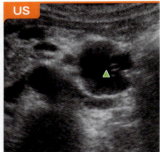
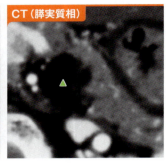

初診時（5年前）

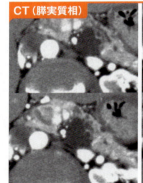
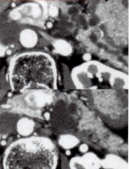
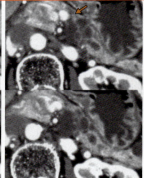
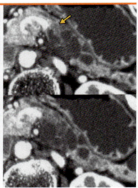

　　　2年前　　　　　1年半前　　　　　1年前　　　　　今回

A 5年前の初診時のMRCPにて，膵体部に大きめの囊胞（▲）のほか頭部（▼），尾部にも囊胞（▲）が存在し，分枝型IPMNの多発と診断．US，CTでは膵体部囊胞（▲）には結節を疑う所見はみられない．2年前，1年半前のCTでも膵体部囊胞に明らかな結節性病変は認めていない．見直しで，今回の充実部（→）は1年前のCTでわずかな隔壁様構造の肥厚（→）としてしか指摘できない．

Case 18 分枝型IPMNに充実部出現

Q2 充実部を拡張分枝内のMNと判断したが，浸潤癌部と診断できなかったか？

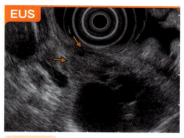
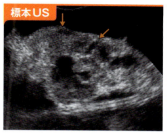
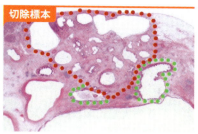

A EUSでは充実部の周囲に無エコー域（→）がみられることから，拡張分枝内のMNと判断した．標本USも行ったが，充実部の近傍に無エコー域（→）がみられる．病理組織学的には，中央に間質を伴った中分化型管状腺癌がみられ，周囲で癌腺管が拡張しており，この部分がEUSでの無エコー域に相当していた．囊胞と充実部の境界で囊胞のlineが追えない部分があり，これに気が付けば浸潤癌部を疑い得た可能性はあるが，囊胞内に明らかなMNを認めていないことから，IPMN由来浸潤癌と診断することは困難である．

Q3 IPMN由来浸潤癌と併存膵癌隣接例との区別はどうつけるのか？

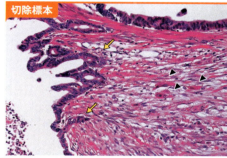
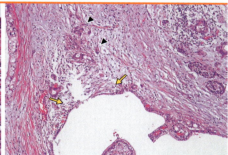

A 病理学的に，IPMN病変の上皮が非浸潤癌であり，浸潤癌部（▶）に移行像（⇒）を認める場合にIPMN由来浸潤癌とする．本例は両者を認めると判断した．

Q4 IPMNのflat型（non-polypoid型）由来浸潤癌の頻度は？

A 明らかな頻度は不明だが，IPMN由来浸潤癌では高乳頭状隆起を伴う例がほとんどであり，隆起を伴わないflat型（non-polypoid型）の頻度は低い．この場合には，むしろIPMN併存膵癌の隣接発生例との鑑別が問題となる．

> **本例から学ぶべきポイント**
> 1. IPMNではMNを認めなくても浸潤癌になる例がある．
> 2. 1年ごとの観察期間では不十分であり，少なくとも6ヵ月ごとの経過観察が必要である．

ミニレクチャー 8

IPMN由来浸潤癌
IPMN with an associated invasive carcinoma

・膵管内乳頭粘液性腺癌（IPMC）が膵管壁外に浸潤するとIPMN由来浸潤癌となる．
・浸潤は管状腺癌（tub，下図a）か粘液結節癌（muc，下図b）のいずれか，もしくは両者併存の形態でみられる．

　IPMN由来浸潤癌の定義としては，①病理組織学的に，浸潤部を取り除いたときにIPMNとして矛盾がない，②病理組織学的に膵管内非浸潤癌部と浸潤癌部とに連続性があるか，連続性があるとして矛盾がないことである．

　IPMN由来浸潤癌の多くは高乳頭状腫瘍（結節）を有する例であり，低乳頭状もしくは平坦型のIPMN由来浸潤癌の頻度は低い．したがって，膵管内成分がIPMCでない場合や結節を有さないIPMNで浸潤癌を認めた場合には，IPMNに隣接して発生した併存膵癌を考える必要がある．

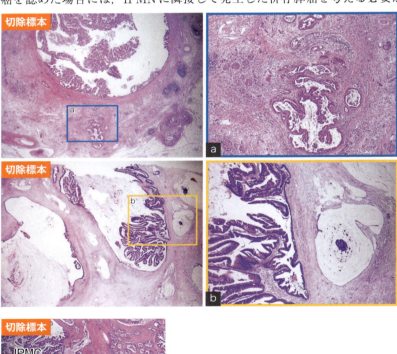

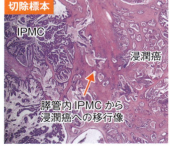

ミニレクチャー 8 IPMN由来浸潤癌

　IPMNの浸潤癌部は，高乳頭状腫瘍近傍だけではなく，離れた低乳頭状腫瘍の部位にも起こる（赤枠）．当センターにおける，浸潤癌の形態と浸潤部位について検討した結果を表1に示す．また，IPMN由来浸潤癌は浸潤癌の程度により亜分類する（表2）．

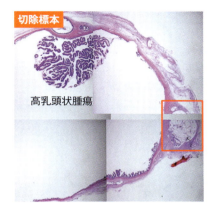

表1 当センターにおける浸潤癌の形態と浸潤部位
（2004.4～2016.3）

	高乳頭状腫瘍近傍	離れる
tub	7	1
muc	6	4
tub＋muc	1	
計	14（76％）	5（26％）

表2 当センターにおける浸潤癌の亜分類
（2004.4～2016.3）

分類		n
T1a	浸潤5mm未満	12
T1b	浸潤5mm以上10mm未満	1
T1c	浸潤10mm以上20mm未満	3
浸潤20mm以上の浸潤癌		5

👉 画像所見のポイント

CT，EUSを用いてもT1a，T1bの浸潤癌の診断は困難であるが，T1cや20mm以上の浸潤癌の判定は可能である．EUSでの周囲の低エコー領域（◎），膵管壁の断裂（◎）はtubの浸潤癌の存在を疑う所見であり，mucの場合には高エコーと無エコーの混在するmixedエコーが特徴である．

十二指腸浸潤

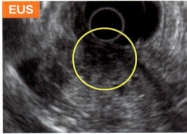
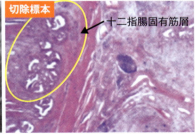

膵実質浸潤

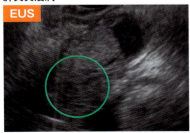
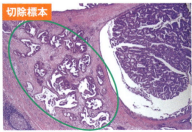

COLUMN　研修医にまつわるエトセトラ

　当センターには日本全国から多数の先生が研修にいらっしゃいますが，どの先生も非常に個性的です．ここでは，特に印象深かった先生方のエピソードを一部紹介したいと思います（注：個人の特定を避けるため一部脚色しております）．

1．口は災いのもと

　とある日の研究会終わりに外で食事をしていると，普段から口が悪いと評判の先生から「今すぐ50万円貸してくれませんか！？」との電話がありました．理由を聞いてみると，飲みに行った先で店員さんに相当な暴言を吐き，強面のお兄さんに店の奥に連れて行かれて罰金50万円を請求されたとか．お金の工面をほかの先生とともに相談していましたが，結局罰金を払うことなく解放されました．

2．酒は災いのもと

　ちょっと酒癖の悪かった先生の話です．結婚式を行うとのことで，真口先生をはじめ多数の御高名な先生を招待し盛大に挙式されました．私は都合があって参加できなかったのですが，翌朝に電話があり「真口先生の電話番号って知りませんか！？」．どうやら披露宴で勧められるがままにお酒を飲み，相当酔っ払って新郎の挨拶もまともにできなかったとのこと．本人はそのときの記憶はないようですが，翌日に怒っている奥さんから事の顛末を聞かされ，真口先生にお詫びを入れたくて私に連絡したとのことでした．普段は良い奴なんだけど，お酒が入ったらなぁ…という人っていますよね？

3．臨時検査？

　その日の検査も終わり，帰宅前にふと透視室の前を通ると「はい，一枚！」という声が．臨時検査でもしているのかと思い透視室を覗いてみたところ，なんとゴミ箱を透視している先生がいるではないですか！どうやら手袋を脱いだ際に結婚指輪も抜けてしまったようで，レントゲンを使ってゴミ箱の中から指輪を探しているとのことでした．残念なことに指輪は見つからなかったようです…．

4．破天荒？

　どの先生も研修当初は相当気合が入っておりますが，この先生は仕事もプライベートも充実した日々を送りたいと思っていたようで，歓迎会では「2年間でこの病院をめちゃくちゃにします！」と豪語しておりました．しかし，様子を見ていても与太話の一つもなく，そのうちに「残り1年はみててください」「残り半年は遊びも充実させます」と発言内容も変わり，しまいには「最後の3ヵ月は何とかします」と．最終的には密かに成果をあげられていたようですが，予想以上に当センターでの研修が厳しかったようです．

　いかがでしょうか．エピソードは尽きませんが，どの先生も仕事に関しては真剣に取り組まれており，卒業後には全国で活躍されている先生も少なくありません．決して楽ではありませんが，私たちとともに胆膵疾患の研修を積みたい，あるいは見学したいという先生がいらっしゃいましたら遠慮なくご連絡下さい．お待ちしております．

〔金　俊文〕

Case 19　分枝型IPMNと離れた部位に腫瘤出現

- 63歳，男性．
- 約5年前から膵体部の分枝型IPMNとしてフォロー中．膵尾部に腫瘤出現．
- 血液検査所見：腫瘍マーカーも正常値範囲内．

CPCのポイント

1. IPMN併存膵癌の典型か？
2. IPMN病変も切除すべきか？

画像所見

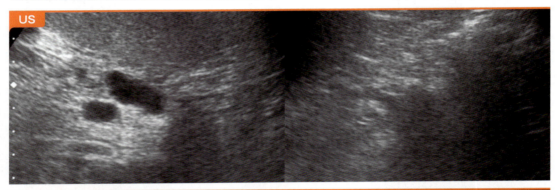

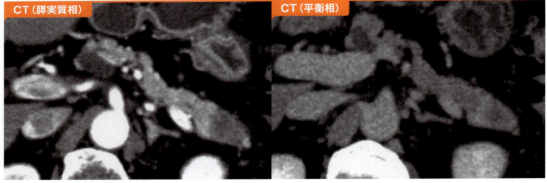

US，CTで膵体部に細長い分枝拡張を認める．既知の分枝型IPMNで拡張分枝の内部に結節状隆起（MN）は認めない．膵体部IPMN病変と離れた膵尾部に境界明瞭な腫瘤像を認め，やや輪郭不整である．CTの膵実質相で低吸収，平衡相で淡い造影効果を認める．主膵管の拡張はみられない．

Case 19 分枝型IPMNと離れた部位に腫瘤出現

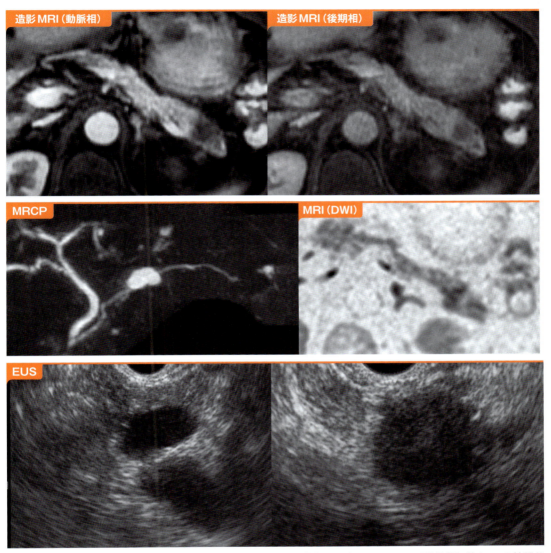

膵尾部の腫瘤はMRIの造影早期相で低信号，後期相でやや遅延濃染を呈する．MRCPでは膵体部に約3cmの拡張分枝がみられ，離れた膵尾部に主膵管狭窄を認める．MRI（DWI）にて膵尾部病変に高信号を認める．EUSでは膵体部の拡張分枝内にはMNは認めず，膵尾部に輪郭やや不整な低エコー腫瘤を認め，膵癌を疑う．

画像診断のまとめ

膵体部の分枝型IPMNと離れた膵尾部に発生した通常型膵癌を強く疑う．

術前病理診断

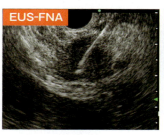
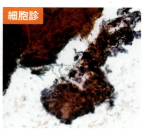
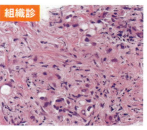

EUS-FNA施行．細胞診でadenocarcinoma，組織診でpoorly differentiated adenocarcinomaと診断した．

臨床診断と術式

- 術前診断：膵尾部IPMN併存膵癌，膵体部IPMN
- 術式：尾側膵切除（DP），D2郭清
- 進展度診断：S(+)，RP(+)，PVsp(+)，A(−)，T3，cStage ⅡA

病理所見

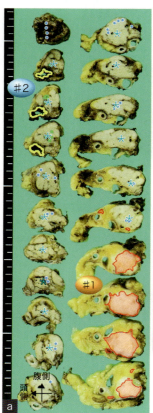
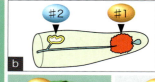
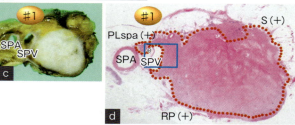
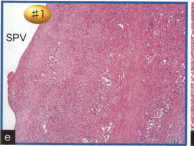
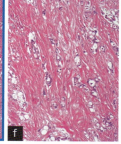

a：割面のマッピング．＊：主膵管．膵尾部に浸潤癌（赤），膵体部に分枝型IPMN（黄）とPanIN-2（緑）を認め，広くPanIN-1（青）が散在する．b：シェーマ．c：割面#1（膵尾部，浸潤性膵管癌）．境界不明瞭な白色調結節状を呈する．2.7×1.6×2.3 cm大．d：割面#1のルーペ像．高度の間質反応を伴い，浸潤性増殖する癌（赤点）．前方浸潤（S+），後方浸潤（RP+）．脾静脈（SPV）半周性に浸潤（PVsp+），脾動脈（SPA）周囲神経叢に浸潤（PLspa+）．e：脾静脈内膜まで浸潤する．f：豊富な間質反応を伴い（sci，INF-γ），小型管状～孤在性に浸潤する中～低分化腺癌．

Case 19 分枝型IPMNと離れた部位に腫瘍出現

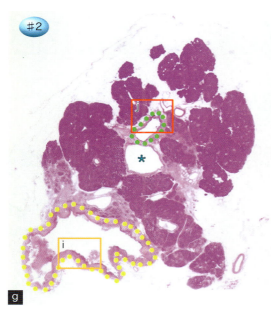
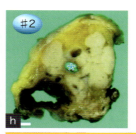
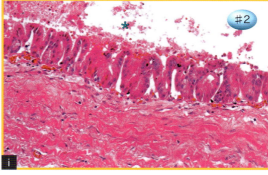

g：割面#2のルーペ像（膵体部，IPMN：黄点とPanIN-2：緑点）とh：割面像．頭側に1cm大の囊胞性病変を認める．乳頭状結節はみられない．i：囊胞は，粘液を豊富に有する高円柱状上皮に裏装されている．核の腫大と偽重層化を伴い，低乳頭状に増殖している．MUC5AC陽性，MUC6陽性であった．中等度異型の分枝型IPMN，胃型（gastric type）と診断した．

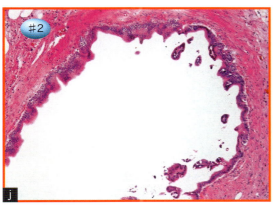
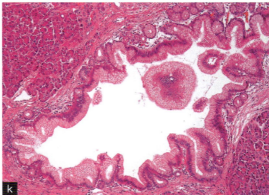

j：PanIN-2．軽度拡張した分枝膵管の上皮に軽度の核腫大と偽重層化がみられる．k：PanIN-1．

最終病理診断

　膵尾部は通常型膵管癌であり，IPMN併存膵癌と診断．背景膵にはIPMNとともに，PanIN病変の多発がみられた．

▶ **IPMN併存膵癌（Invasive ductal carcinoma concomitant with IPMN）**
Pt, pTS2（2.7×1.6×2.3 cm），infiltrating type, invasive ductal carcinoma, mod＞por, pT3, sci, INFc, ly2, v3, ne1, mpd0, pS1, pRP1, pPV1（PVsp），pA0, pPL1（PLspa），pOO0, pPCM0, pDPM0, pN1a（#11d），M0, pStage ⅡB, R0.
Pb, BD-IPMN with intermediate-grade dysplasia, gastric type.

CPC ディスカッション　Q&A

Q1 IPMN の経過観察中に発生した膵癌であるが，以前の画像で異常の指摘はいつ頃から可能か？

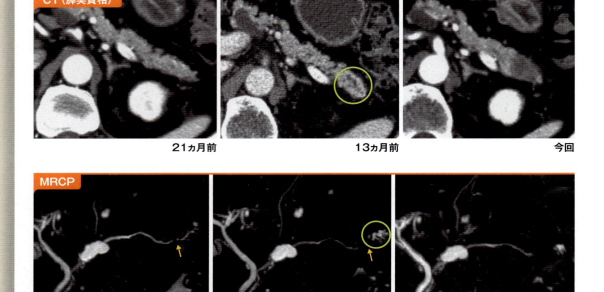

A 21ヵ月前のCTでは膵尾部の異常所見はみられないが，18ヵ月前のMRCPで膵尾部の主膵管にわずかな限局性狭窄を疑う所見を認める（➡）．13ヵ月前のCTでは尾側主膵管のわずかな拡張（〇）がみられる．6ヵ月前のMRCPでは膵尾部主膵管の狭窄（➡）範囲は拡大し，尾側主膵管の拡張がみられる（〇）．

これらのことから，1年前もしくは6ヵ月前にEUSもしくはERCPを施行していれば診断できた可能性がある．

Q2 併存した分枝型IPMNも切除すべきか？

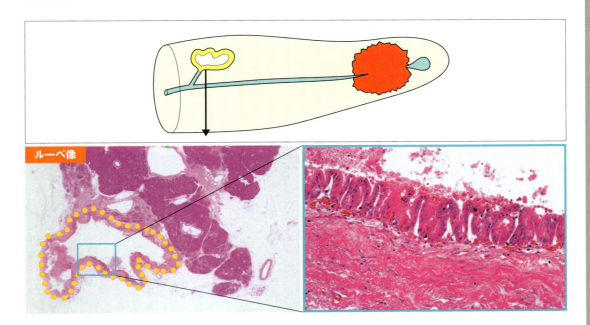

A
IPMNの病態によるが，基本的にはMNを有さない分枝型IPMNであれば切除は必須ではない．
本例はDPで切除し，病変が通常のDP切除ラインに入ることから一緒に切除したが，病理組織学的には中等度異型相当のIPMNであった．

⚠ 本例から学ぶべきポイント

1. IPMNのフォローには膵全体の観察を行う必要がある．
2. わずかな主膵管の変化を見落とさないことが大切．
3. IPMN併存膵癌を考慮すると，半年ごとのフォローが必要である．

Case 20　分枝型IPMNの近傍で胆管狭窄

- 82歳，女性．
- 近医の採血で肝機能異常，USで胆管拡張を指摘された．
- 血液検査所見：T-Bil 9.8，CA19-9 657.2 U/mL．

CPCのポイント

1. 胆管原発か膵原発か？
2. 膵原発とすると，IPMN由来浸潤癌か併存膵癌の隣接発生か？

画像所見

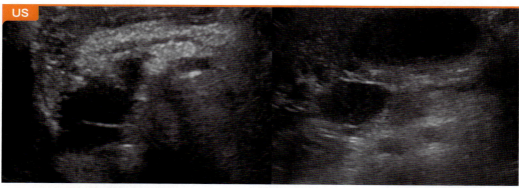

US

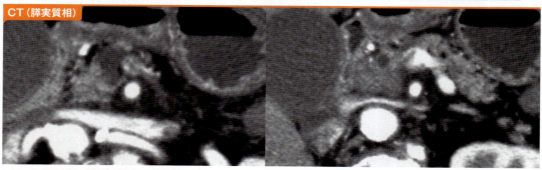

CT（膵実質相）

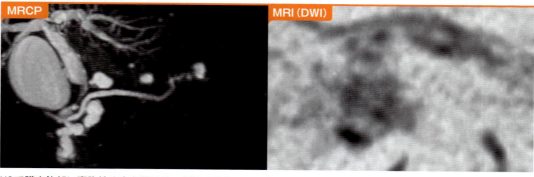

MRCP　　　　MRI（DWI）

USで膵鉤部に囊胞性病変を認める．胆管は拡張し，胆管下部に腫瘤像を認める．CTの膵実質相では，膵頭下部に囊胞を認め，近傍の膵頭部に造影不良域を認める．MRCPでは膵頭部に多発する分枝拡張を認め，膵体部，膵尾部にも分枝拡張を認める．下部胆管に狭窄を認める．MRI（DWI）では高信号域はみられない．

Case 20 分枝型IPMNの近傍で胆管狭窄

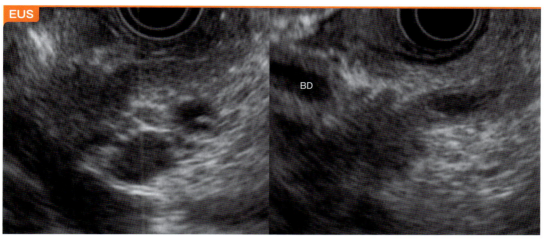

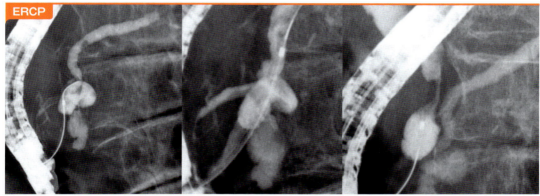

EUSでは，膵頭下部嚢胞の近傍に低エコー腫瘤像がみられる．腫瘤の輪郭はやや不整を呈し，胆管（BD）を狭窄している．ERCPでは膵頭部の主膵管に屈曲があり，びまん性に軽度拡張し，膵頭下部の拡張分枝が造影されている．副膵管分岐後の主膵管に軽度の不整と上頭枝の分枝欠損領域を認める．膵頭体移行部付近の拡張分枝は造影されていない．BDにはやや軸偏位を伴う狭窄がみられる．

画像診断のまとめ

　分枝型IPMNの多発が背景にあり，膵頭部の拡張分枝に近傍して腫瘤がみられる．ERCPでも胆管狭窄に軽度の軸偏位がみられることから胆管原発ではなく，膵腫瘤による胆管狭窄と判定する．拡張分枝内には結節状隆起（MN）はみられず，腫瘤と拡張分枝は近接しているが，連続性はみられず，わずかに離れていると判断した．以上の所見から，分枝型IPMNに隣接して発生した膵癌を疑う．鑑別には，IPMN由来浸潤癌があがる．

術前病理診断

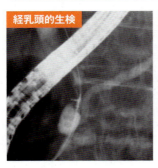
経乳頭的生検

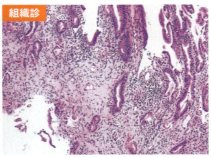
組織診

ERCPに引き続いて胆管生検を施行．組織診：非腫瘍性胆管上皮下の間質に低分化な腺癌が浸潤しており，膵頭部癌の胆管浸潤として矛盾しない組織像が得られた．

臨床診断と術式

- 術前診断：IPMN併存膵癌隣接
- 術式：膵頭十二指腸切除（SSPPD），門脈合併切除，D2郭清
- 進展度診断：S（−），RP（＋），CH（＋），PV（＋），A（−），T3，cStage ⅡA

病理所見

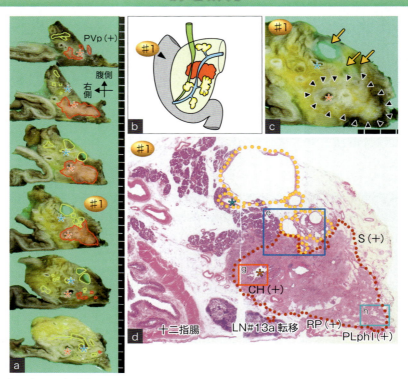

a：割面のマッピング．✱：主膵管，✱：胆管．b：シェーマ．膵頭部に分枝型IPMN（黄）が多発し，膵後方に胆管浸潤する腺癌（赤）を認める．PVp（＋）．c：割面#1の肉眼像．総胆管周囲に境界不明瞭な灰白色調結節（▶）を認め，膵腹側に粘液を含む分枝膵管の拡張を認める（⇒）．d：割面#1のルーペ像．IPMN（黄点）と浸潤癌（赤点）が近接して存在する．乳頭状結節は認めない．CH（＋），S（＋），RP（＋），PLPhⅠ（＋），リンパ節#13a転移陽性．

Case 20 分枝型IPMNの近傍で胆管狭窄

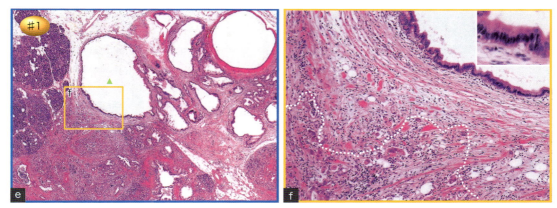

e：IPMN（△）と浸潤癌（★）が近接する．f：IPMNの分枝病変近傍まで低分化腺癌（白点線下）が浸潤するが，両者に連続性はない．隣接して発生したIPMN併存膵癌と診断した．inset：粘液産生性の核異型軽度な高円柱状腫瘍性上皮からなる軽度異型IPMN．

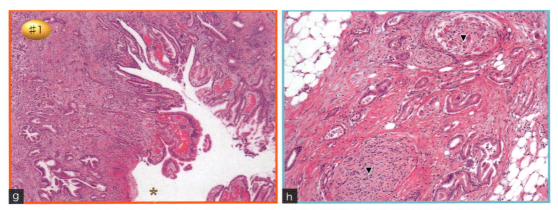

g：浸潤性膵管癌の総胆管浸潤．反応性に過形成性増生する非腫瘍性胆管上皮下に浸潤する低分化腺癌．前頁の術前胆管生検の写真と比較されたい．h：膵頭神経叢浸潤．神経線維（▼）周囲に癌が浸潤し，PLph I 陽性の所見．desmoplasiaを伴った間質浸潤による広がりも伴っている．

最終病理診断

　軽度異型の分枝型IPMNに隣接して発生した通常型の浸潤性膵管癌である．IPMNに高度異型/上皮内癌はみられず，浸潤部との連続性を欠いたことから，IPMN隣接併存膵癌と診断した．

▶ IPMN隣接併存膵癌（Invasive ductal carcinoma concomitant with IPMN）
Ph, pTS2（3.0×2.9×1.2 cm）, infiltrating type, invasive ductal carcinoma, mod＞por, pT3, sci, INFc, ly1, v1, ne3, mpd0, pCH1, pDU0, pS1, pRP1, pPV1（PVp）, A0, pPL1（PLph I）, OO0, pPCM0, pBCM0, pDPM0, pN1a（#13a）, M0, pStage ⅡB, R0.
Ph, BD-IPMN with low-grade dysplasia, gastric type.

CPC ディスカッション　Q&A

Q1　IPMN由来浸潤癌と併存膵癌の隣接発生との区別は病理学的にどう判定するか？

A　病理学的に，IPMN病変が高度異型（癌）であり，浸潤部に移行像を認める場合にIPMN由来浸潤癌とする．本例では，IPMN病変には腺癌成分を認めず，近傍に浸潤性膵管癌がみられる．IPMNと併存膵癌が離れていれば診断は容易であるが，隣接して存在した場合には常にIPMN由来浸潤癌との鑑別が問題となる（p.146「ミニレクチャー9」参照）．以下に他の具体例を提示する．膵頭部の拡張分枝に腫瘤（⇒）が出現した．病理学的に，浸潤部は腺扁平上皮癌（a）であり，IPMNは低〜中等度異型IPMN（b, c）であり，腺扁平上皮癌がIPMNの分枝を圧排縮小させたと考えられ，IPMN併存膵癌隣接と最終診断した．

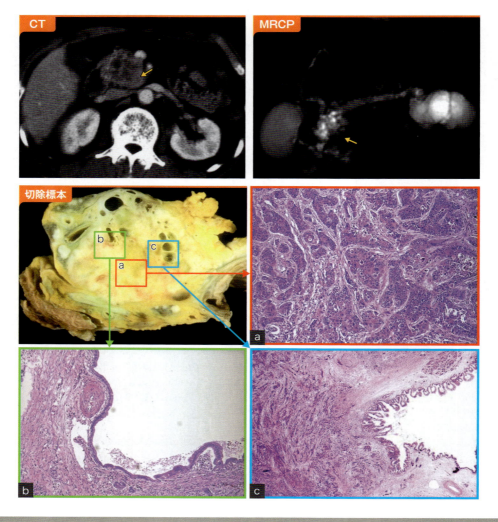

Case 20 分枝型IPMNの近傍で胆管狭窄

Q2 IPMN由来浸潤癌と隣接併存膵癌との鑑別となる画像所見は？

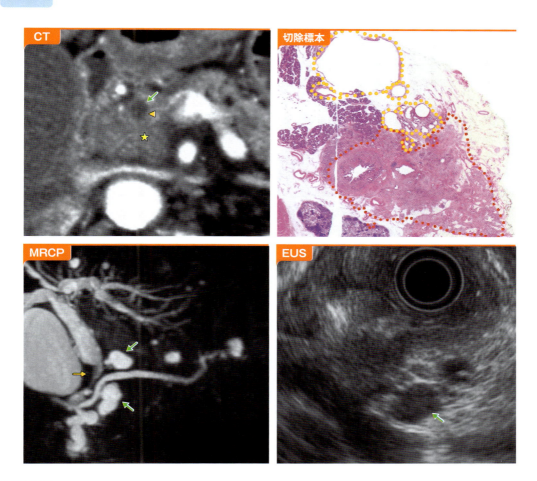

A IPMN病変内にMNや隔壁の肥厚所見など，癌を疑う所見があるかどうか，そしてIPMNと腫瘤が連続しているかどうかが重要となる．本例のCTでは低吸収を示す腫瘤（☆）と囊胞（→）は接しているが，囊胞の輪郭は平滑（▷）である．MRCPでも拡張分枝（→）はそれほど大きくなく，胆管狭窄部（→）との距離もある．EUSでも拡張分内（→）にMNなどは認めない．以上から，IPMN由来浸潤癌ではなく，隣接併存膵癌と診断可能と考える．

❗ 本例から学ぶべきポイント

1. IPMN病変近傍に腫瘤がみられても，安易にIPMN由来浸潤癌としない．
2. IPMN併存膵癌はIPMNと離れて存在するとは限らない．

ミニレクチャー 9

IPMN併存膵癌

PDAC concomitant with IPMN

- 膵管内乳頭粘液性腫瘍（IPMN）を有する背景膵は通常型膵癌（Pancreatic ductal adenocarcinoma：PDAC）のhigh-riskであることが本邦にて明らかにされ，IPMN併存膵癌として注目されている．
- IPMN併存膵癌の定義としては，「画像あるいは病理学的にIPMNの特徴を有し，IPMNと浸潤癌部が離れて存在するもの」とされ，「両者が近接して存在する，もしくはIPMNから浸潤癌部に移行像を認めないもの」は疑診として扱うとされている．
- しかし，IPMNと通常型の膵癌が隣接して認められる例は決して少なくなく，この場合にはIPMN由来浸潤癌との鑑別が問題となる．

1 IPMN隣接併存膵癌

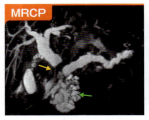
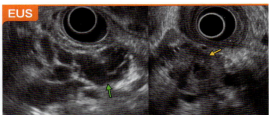
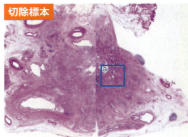
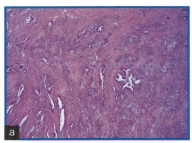
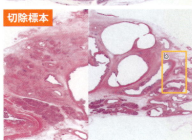
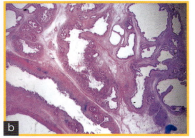

膵頭下部の分枝拡張（→）がみられ，胆管狭窄と近傍に腫瘤像（→）がみられる．
病理学的に管状腺癌（a）が腫瘤部に一致するが，拡張した分枝にはintermediate-grade dysplasiaがみられるもののhigh-grade dysplasiaはみられず（b），IPMNに隣接して発生した併存膵癌と診断した．

ミニレクチャー 9　IPMN併存膵癌

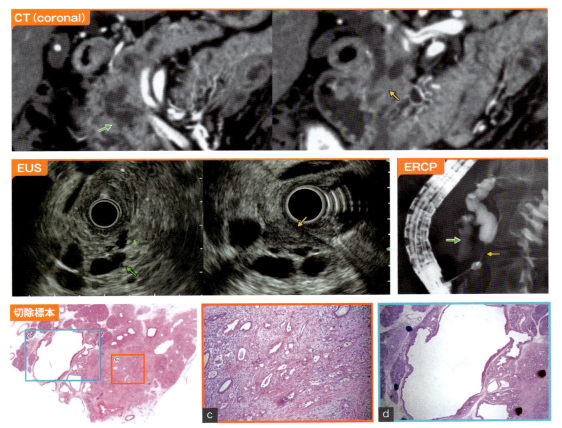

Santorini管領域の分枝拡張（➡）がみられ，近傍の主膵管狭窄と腫瘤像（➡）がみられる．
病理学的に管状腺癌が主膵管狭窄部の腫瘤部に一致する（c）．
拡張した分枝（d）はintermediate-grade dysplasiaであり，IPMN隣接併存膵癌と診断する．

　IPMN併存膵癌の頻度は，IPMNと離れて併存膵癌がみられる確診が35例（3.2％）に対し，隣接して存在したのは26例（2.4％）と少なくなく，合計で61例（5.6％）であった（表）．
　IPMN由来浸潤癌が10 mm未満の微小な浸潤癌17例（1.6％），10 mm以上の浸潤癌が13例（1.2％）の計30例（2.8％）であり，併存膵癌がIPMN由来浸潤癌の約2倍多いことになる．

表　当センターにおけるIPMN併存膵癌の発生頻度
（1997.4〜2016.3）

	発生数	発生率（％）
IPMN併存膵癌	61	5.6
離れて存在	35	3.2
隣接して存在	26	2.4

IPMN全症例数（$n = 1{,}087$）

Case 21 膵尾部の単房性囊胞？

- 66歳，女性．
- 背部重苦感あり近医受診．膵尾部囊胞を指摘され紹介．
- 血液検査所見：異常なし．

CPCのポイント

1. 囊胞性病変か充実性腫瘍の囊胞変性か？
2. 囊胞性病変であれば，単房性か多房性か？
3. 診断は？

画像所見

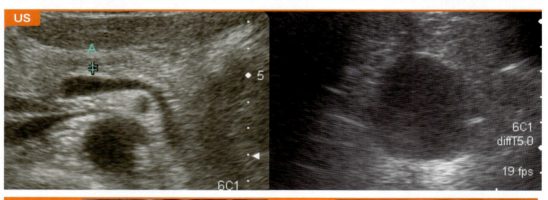

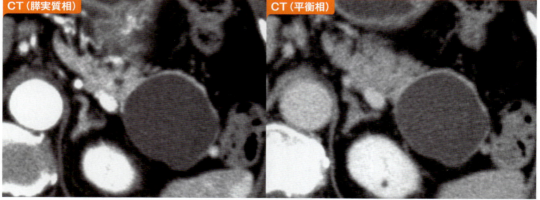

USでは膵尾部に類円形の囊胞性病変がみられ，比較的厚い被膜を有する．主膵管の拡張所見は認めない（A）．CTの膵実質相，平衡相で被膜がやや厚く造影されている．病変はほぼ単房性であり，粘液性囊胞腫瘍（Mucinous cystic neoplasm：MCN）に特徴的な囊胞内囊胞（cysts in cyst）は指摘できない．

Case 21 膵尾部の単房性嚢胞？

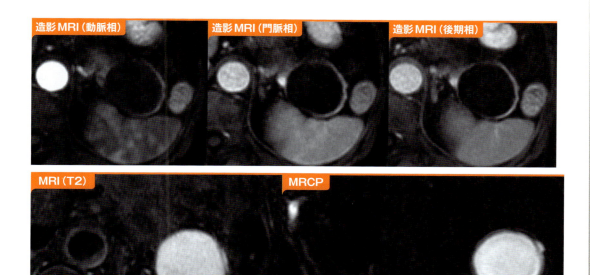

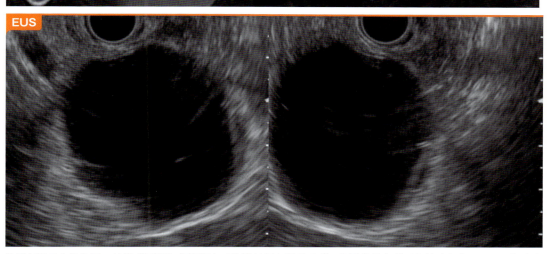

造影MRIでもやや厚い被膜が早期から後期まで造影効果を認めるが，隔壁構造などは指摘されない．MRI（T2）とMRCPでは高信号を呈する嚢胞の辺縁に細く小さな嚢胞腔の存在を疑う．EUSでは厚い被膜の中に細い嚢胞腔を認め，壁内に存在するcysts in cystの所見と判断する．

画像診断のまとめ

類円形の嚢胞性病変であり，比較的厚い被膜を有する．一見，単房性であるが，EUSにて壁内に存在するcysts in cystと判定し，粘液性嚢胞腫瘍（MCN）と診断する．

術前病理診断

施行せず．

臨床診断と術式

- 術前診断：MCN
- 術式：尾側膵切除（DP），D2郭清
- 進展度診断：非浸潤

病理所見

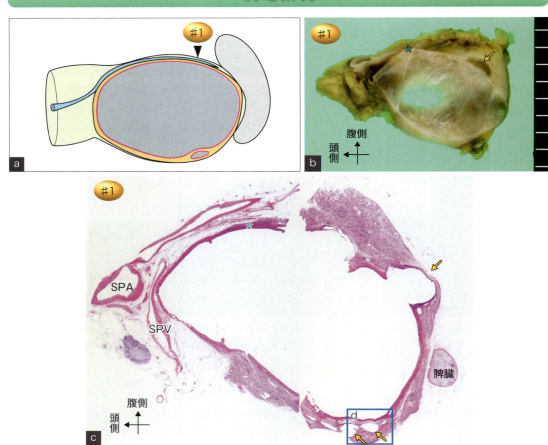

a：シェーマ．膵尾部の3.5×2.5×4.5 cm大の囊胞性病変．b：割面#1の肉眼像．一見，単房性囊胞に見えるが，大型の囊胞壁内に小さな囊胞（→）を伴う多房性囊胞性病変である．透明な漿液性の内容液を含み，粘液や凝血塊，壊死物の貯留はみられない．囊胞壁はやや厚い線維性で，内腔面は平滑である．充実部や乳頭状結節は認められない．切り出し時の詳細な検討でも，主膵管（✱）との交通はなかった．c：割面#1のルーペ像．大型の囊胞壁から飛び出すような小囊胞（→）を散見する．cysts in cystと考える．囊胞を裏装する上皮は平坦状で，乳頭状増殖はみられない．主膵管（✱）は腹側へ圧排されている．

Case 21 膵尾部の単房性囊胞？

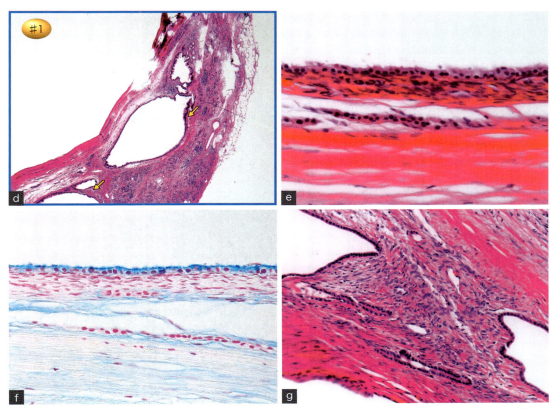

d：囊胞壁内にみられる小囊胞（cysts in cyst，➡）．e：異型に乏しい単層立方状〜扁平状上皮が囊胞内腔を裏装している．f：alcian blue 陽性の細胞内粘液を認める．g：上皮直下には，細長く波打つような核を有する細胞質に乏しい紡錘形細胞の密な増生からなる卵巣様間質（ovarian-like stroma）がみられる．軽度異型の粘液性囊胞腺腫の像である．

最終病理診断

　囊胞壁内に cysts in cyst が存在する．一見，単房性に見える多房性囊胞性病変で，組織学的に粘液産生上皮に裏装され，上皮下に卵巣様間質を認めることから，MCN と診断した．

▶ 粘液性囊胞腺腫（Mucinous cystadenoma／Mucinous cystic neoplasm with low-grade dysplasia）

CPC ディスカッション　Q&A

Q1 MCNで鑑別が難しくなるのは？

A MCNの特徴は，球形で共通の被膜があり，内腔に凸のcysts in cystを認めることである．本例のcysts in cystは被膜の壁内であったため，鑑別が問題となった（→）．

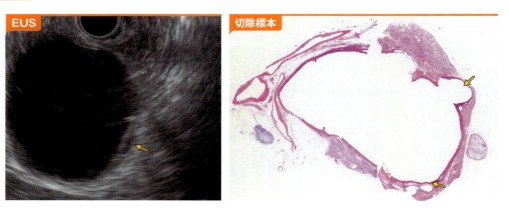

また，内部に出血を起こし，貯留して形態が楕円形を呈してくると仮性嚢胞との鑑別も問題となってくる．この場合にもcysts in cystの構造の有無を慎重に判断する必要がある．

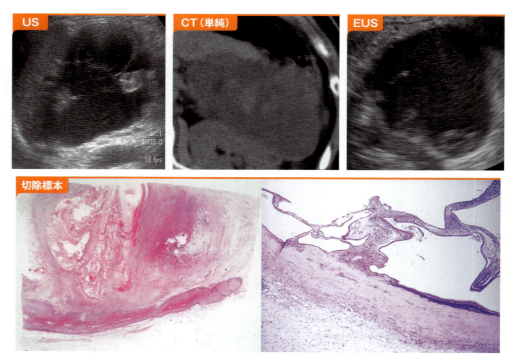

Q2 充実性腫瘍の囊胞変性でも囊胞主体の病態があるのか？

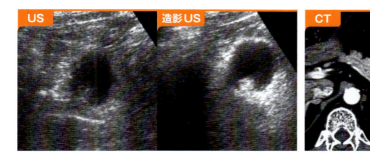

A 膵神経内分泌腫瘍（NET）でも上図のように囊胞主体となる病態がある．NETでは厚い被膜部の強い染影効果がみられ，鑑別に有効である．

Q3 リンパ上皮囊胞（Lymphoepithelial cyst：LEC）あるいは類表皮囊胞（Epidermoid cyst）との鑑別点は？

A LECとEpidermoid cystの形態は類似しており，扁平上皮に覆われ，内腔には角化物（ケラチン）が貯留し，おから状に見える．上皮下の組織がリンパ組織か脾臓組織かで病名が変わる．内腔の貯留物がみられない場合には診断が困難となる．

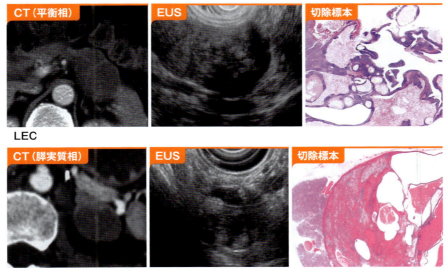

LEC

膵内副脾のEpidermoid cyst

! **本例から学ぶべきポイント**
1. 球形の囊胞の場合には，被膜部の染影効果の有無が鑑別に重要．
2. 壁内囊胞（cysts in cyst）のみのMCNが存在する．

ミニレクチャー 10

漿液性嚢胞腫瘍
Serous cystic neoplasm (SCN)

- 数mmの小嚢胞が無数に集簇し，嚢胞間の隔壁により海綿様（スポンジ様）を呈する．中心部にしばしば瘢痕様構造がみられる．microcystic typeが典型と考えられてきたが，micro＋macroあるいはmacrocystic typeも少なくないことが明らかとなっている（表）．
- 良性の腺腫であり，診断が得られれば経過観察でよい．

画像所見のポイント

小さなmicrocystic typeは類円形で造影CTで造影効果を有し，US，EUSでも無エコー域が少なく一見充実性腫瘤の鑑別を要するが，内部の小さな無エコー部と隔壁構造の存在でSCNを疑う．大きな嚢胞が主体の場合には外側に凸の多房性嚢胞を呈するが，EUSにて中心付近の隔壁集合部に小嚢胞の集簇所見を認めればSCNを疑う．SCNの診断に有効なのがMRCPであり，小さな嚢胞の集簇所見，中心から隔壁構造が車軸様に伸び，クローバー状を呈する所見も特徴的である．大きなSCNでは隔壁が網目状に造影されることから時に粘液癌との鑑別が問題となるが，この場合にもMRCPが重要となり，内部が水成分であることからSCNと診断できる．

小さな microcystic type の SCN

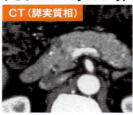
CT（膵実質相）

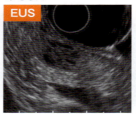
EUS

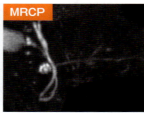
MRCP

macrocystic type の SCN

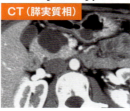
CT（膵実質相）

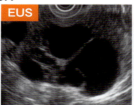
EUS

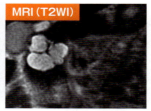
MRI（T2WI）

大きな microcystic type の SCN

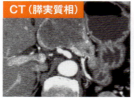
CT（膵実質相）

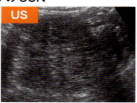
US

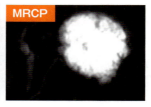
MRCP

ミニレクチャー 10 漿液性嚢胞腫瘍

表 SCNの形態分類と当センターにおける症例数（1997.4〜2016.3）

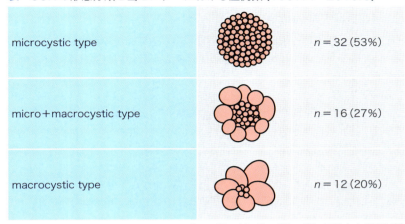

($n=60$，M：F＝23：37，年齢中央値66歳)

> 注意点
>
> SCNは自然経過で増大や形態変化を示すことが多い．
> 腫瘍径の増大を示したのが41％（15/37）であり，doubling time中央値は99ヵ月であった．
> 一方，縮小を示す例もある．

増大例

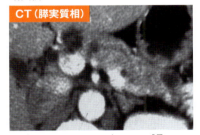
micro＋macrocystic type 17mm

6年6ヵ月後 →

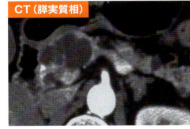
macrocystic type 37mm

縮小例

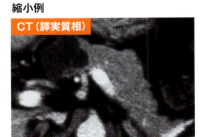

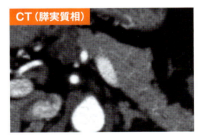

6年11ヵ月後 →

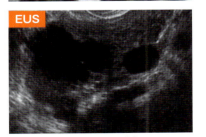
macrocystic type 32mm

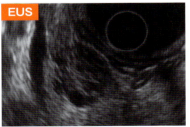
microcystic type 25mm

COLUMN　外科医は切除検体から学ぶ

　手術が好きな外科医は多いと思いますが，病理が好きな外科医はそう多くはないのではないでしょうか．しかし外科医の相手は癌であり，相手を知らなければ戦えません．特に肝胆膵手術では切離断端が上下左右，前面・後面と複数あるうえ，切除マージンが際どいことも多いです．手術が適切であったかどうか，標本割面やプレパラートを自分の目で見て，術前・術中のイメージとの違いを確かめる作業がどうしても必要です．この検証をしなければ，次の患者さんの手術へのフィードバックがなされません．

　研修医の頃，病理学教室で研究を終えた先輩たちが，自らプレパラートを見て病理診断をつけている背中がとても大きく見えたものです．その頃の私は，病理を勉強する機会はないものかと思いながらも，その敷居の高さに怯んでしまう日々でした．そんな折，当時の北海道大学腫瘍外科教室に名古屋から赴任されたのが故 近藤哲先生です．近藤先生からは，切除標本切り出しと割面のマッピングのすべてを教わりました．これらは病理医の仕事と思っていましたが，自分たちでもできることを知りました．膵癌の研究をするにあたり，近藤先生と一緒に100例近くのプレパラートを鏡検したことで，私の病理への扉が開かれたのです．近藤先生は病理の知識が豊富でしたが，ほとんど独学で自ら標本を見て学んだと聞きました．それ以来，私も自分の切った検体は自分で切り出し，顕微鏡で見ることを18年にわたって続けています．

　私は病理専門医ではありませんので，難しい細胞学的所見までは診断できません．しかし余裕をもって切ったつもりが断端ぎりぎりまで腫瘍進展していたり，プレパラートを見て驚くような組織所見に出会うことが多々あります．これは病理報告書を見るだけではわからないことで，自分の目で確かめなければなりません．また，日々の標本切り出しのなかで大事なのは標本の割面像をよく見ることだと思います．病理医が切り出しする場合も，立ち会ってよく割面を見たほうが良いです．そこに画像診断の正解を見ることができます．

　夢は，術前画像診断から腫瘍の細胞学的な進展度のイメージまで見えるようになりたい，というところでしょうか．これが見えれば，あとは正確な手術を実行するのみです．遥かな道のりですが，症例ごとに検証をひたすら繰り返すしかないと思います．私が手稲渓仁会病院に赴任してから，CPC症例はすでに600例以上となりました．肝胆膵癌の診断は奥が深く，毎回学ぶことが多いです．終わりのない旅を今も続けています．

（安保　義恭）

Case 22　造影効果を有する膵腫瘤

- 61歳，女性．
- 背部痛で近医を受診した際に単純CTで膵体部腫瘤を指摘され，精査目的に紹介．
- 血液検査所見：CEA 2.4 ng/mL，CA19-9 5.9 U/mL，IgG4 57 U/mL．

CPCのポイント

1. 診断は？
2. 治療法は？

画像所見

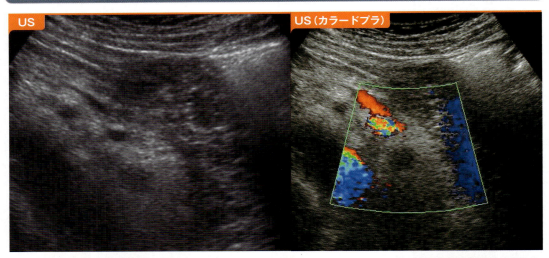

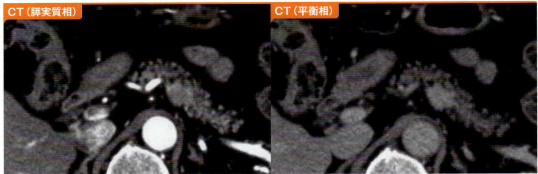

USでは膵実質は全体に高エコーを呈しており，脂肪沈着を疑う．膵体部に境界やや不明瞭な低エコー領域を認める．内部は均一である．カラードプラでは低エコー領域の内部に血流シグナルは認めない．CTでは膵全体に脂肪沈着がみられる．膵実質相で膵体部に辺縁がやや強く造影され，内部が均一に淡い造影効果を示す腫瘤像を認める．平衡相で腫瘤は全体に均一な濃染を呈している．

Case 22 造影効果を有する膵腫瘤

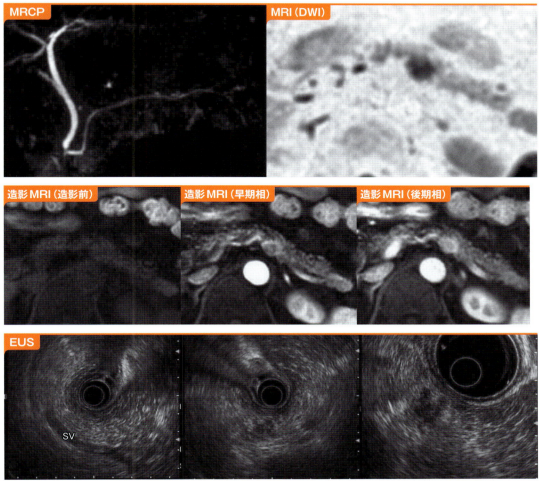

　MRCPで主膵管には明らかな異常所見は認めない．MRI（DWI）では膵体部に高信号域を認める．造影MRIでは，膵体部の腫瘤は，早期相で周囲がやや強く染まり，内部は低吸収でわずかに造影効果を認め，後期相で全体に遅延濃染を示している．EUSでは膵体尾部の実質はやや高エコーであるが，比較的均一であり，慢性膵炎を疑う所見はみられない．膵体部に境界やや不明瞭な低エコー腫瘤がみられる．輪郭は一部結節状で，内部に線状の高エコーがみられる．

画像診断のまとめ

　膵脂肪沈着が背景にある．膵体部に造影早期に辺縁が造影され，全体に遅延濃染を示す腫瘤である．MRI（DWI）で高信号を呈し，EUSではやや境界不明瞭であるが，低エコー腫瘤の輪郭に一部結節状の所見がみられることから，通常型膵癌は否定できない．ただし，境界がやや不明瞭，腫瘤内部の造影態度が比較的均一，主膵管に変化がみられず，腫瘤内部に線状の高エコーがみられる，などの点から，限局性の膵炎を第一に考える．鑑別には，膵癌のほか神経内分泌腫瘍（NET），Solid-pseudopapillary neoplasm（SPN）があがる．

術前病理診断

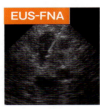
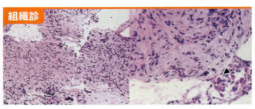
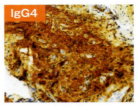

EUS-FNA施行：わずかながら花筵様線維化（storiform fibrosis）と形質細胞，リンパ球浸潤がみられ，自己免疫性膵炎（AIP）を疑う．しかし，IgG4免疫染色を施行したが，過染のためIgG4陽性細胞の計数が困難であった．また，少量の核腫大した異型上皮（▶）がみられ，悪性を否定しきれなかった．

臨床診断と術式

- **術前診断**：膵体部癌疑い
- **術式**：尾側膵切除（DP），D2郭清
- **進展度診断**：S(−), RP(+), PV(−), A(−), T3, cStage ⅡA

病理所見

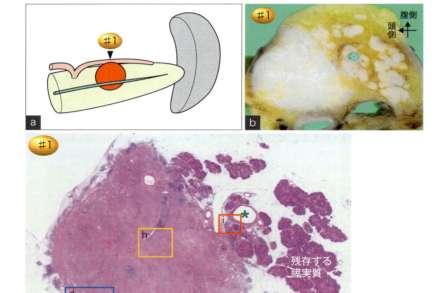

a：シェーマ．膵体部結節性病変（赤）．頭側にやや突出する．b：割面#1の肉眼像．主膵管（*）頭側にやや境界不明瞭な白色調結節性病変を認める．c：割面#1のルーペ像．膵周囲脂肪組織に及ぶ高度の線維化からなる結節性病変である．既存の膵小葉，腺房組織は消失している．結節の辺縁にはリンパ濾胞形成がみられる．結節部と主膵管（*）は近いが，離れている．残存する膵実質には脂肪浸潤がみられる．

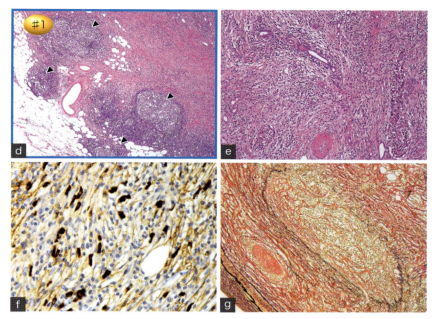

d：膵周囲の脂肪組織に及ぶ線維化巣と，その辺縁を縁取るように分布する過形成性リンパ濾胞（▶）．e：密なリンパ球，形質細胞浸潤と小型紡錘形細胞の増殖，花筵状線維化（storiform fibrosis）がみられる．f：IgG4免疫染色．IgG4陽性形質細胞は30個／HPF観察され，IgG4／IgG陽性細胞比は約40％である．g：EVG染色．線維性に閉塞した静脈内に単核球浸潤がみられる，閉塞性静脈炎（obliterative phlebitis）の像である．典型的なAIPの組織像を呈する．

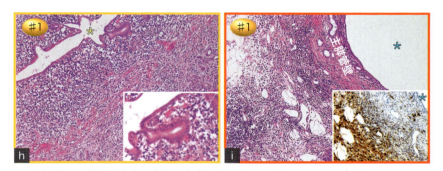

h：結節内の分枝膵管（＊）．膵管上皮直下まで密な形質細胞，リンパ球浸潤を認める．inset：上皮の核は反応性に腫大している．i：主膵管（＊）周囲には1/4周性に形質細胞，リンパ球浸潤と線維化が及ぶ．inset：IgG4陽性形質細胞も分布し，主膵管壁内にも浸潤する．

最終病理診断

腫瘤を形成する限局性AIP．EUS-FNA検体ではIgG4免疫染色でも確定診断には至らなかったが，膵切除検体では典型的な組織像を呈していた．

▶ **自己免疫性膵炎（Autoimmune pancreatitis：AIP）**

CPC ディスカッション　Q & A

Q1 確定診断のために施行すべき検査は？

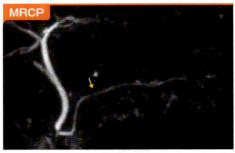

A MRCP所見では，わずかに膵体部主膵管の狭細所見（⇒）が認められる．ERCPを施行していれば組織学的診断は困難なものの，主膵管の狭細化などMRCPより詳細な情報が得られ，診断の一助となった可能性がある．

Q2 通常型膵癌に合致しない所見は？

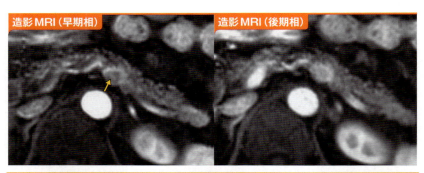

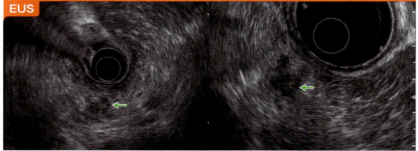

A 造影MRIでは早期相で周囲がやや強く染まり，内部は低吸収であるが，わずかに造影効果（⇒）がみられ，後期相で全体に遅延濃染を示している．また，EUSではやや境界が不明瞭な低エコー腫瘤であり，内部に線状の高エコー（⇒）がみられる．これらの所見は，膵癌としては非典型である．

Q3 EUSで指摘された腫瘍内部の高エコー（➡）は何に該当するか？

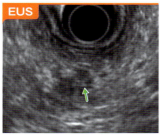
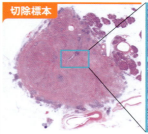
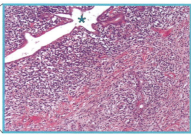

A AIPでは腫瘍内部に高エコースポットが認められることが報告されている．一般にAIPの病理組織所見ではリンパ球，形質細胞浸潤と小型紡錘形細胞の増殖，花筵状線維化（storiform fibrosis）がみられ，線維化や炎症細胞浸潤が高エコーに相当している可能性が示唆されている．しかし，線維化が高エコーを呈することには疑問が残り，本例のように既存の主膵管（∗）や分枝膵管が破壊されずに狭小化されて残ることが，線状の高エコーとして描出されている可能性が考えられる．

Q4 CT，MRIで腫瘍の辺縁が早期から強く造影された理由は？

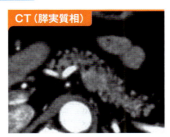
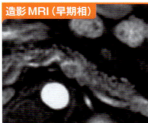
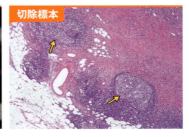

A 本例では限局性のAIPによる線維化巣の辺縁を全周性に縁取るように過形成性リンパ濾胞（➡）が存在しており，これが早期から造影された要因と考える．

Q5 切除検体におけるIgG4陽性の形質細胞の分布は？ 画像所見で腫瘍としてとらえられた部位以外の病理所見は？

A IgG4陽性形質細胞は腫瘍部に一致して分布しており，腫瘍以外の部位の分布は少なかった．腫瘍以外の部位は脂肪沈着が目立っていた．

⚠ **本例から学ぶべきポイント**

1. 局在性のAIP切除例である．画像診断から膵癌を疑ったが，非典型所見を呈していた．
2. EUS-FNAでも確定診断に至らない場合がある．この場合にはERCPを追加し，総合的に判断していく必要がある．

Case 23　胆管内腫瘤

- 66歳，男性．
- 腹痛で近医受診．肝機能障害で紹介．
- 血液検査所見：γ-GTP 442 IU/L，T-Bil 0.4 mg/dL，CRP 0.08 mg/dL，CA19-9 5.1 U/mL．

CPCのポイント

1. 診断は？
2. 進展度診断は？

画像所見

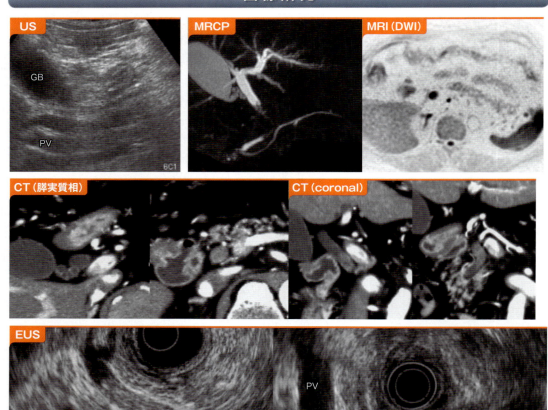

USで胆管にやや低エコーの腫瘤像を認める．MRCPでは中部から下部胆管にかけてsignal defectを認める．主膵管には異常はみられない．MRI（DWI）では胆管と思われる部位に高信号域が認められる．CTでは上部胆管はやや拡張し，中部から下部胆管に造影効果を有する腫瘤性病変を認める．EUSで中部から下部胆管内に比較的高エコーの腫瘤像を認める．胆管の外側高エコー層は保たれている．肝側の胆管壁の肥厚は認めない．

Case 23 胆管内腫瘍

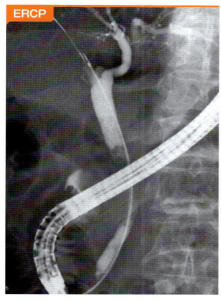

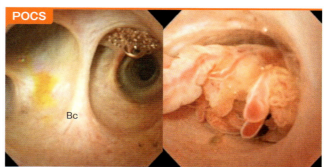

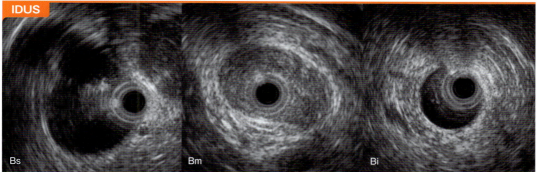

ERCPでは中部胆管内に充満する陰影欠損を認める．肝側胆管壁の不整はみられない．POCSでは中部胆管内に乳頭状の腫瘍を認めるが，肝側および左右肝管合流部（Bc）には腫瘍の進展はみられない．IDUSでは，中部胆管（Bm）に腫瘍がみられるが，胆管の外側高エコー層は保たれている．上部胆管（Bs）および下部胆管（Bi）には壁肥厚，隆起の連続はみられない．

画像診断のまとめ

中部から下部胆管に乳頭状の腫瘍を認め，乳頭型胆管癌を疑う．EUS，IDUS所見より，深達度はMからSS浅層までと判定する．EUS，IDUS，胆道鏡所見より，明らかな肝側および乳頭側への胆管内表層進展はみられないと判断した．

術前病理診断

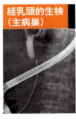
経乳頭的生検（主病巣）

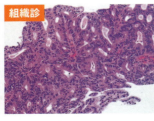
組織診

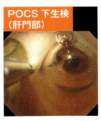
POCS下生検（肝門部）

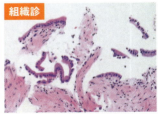
組織診

ERCPに引き続き経乳頭的に主病巣から生検を施行．組織診で癒合管状を呈する腺癌と診断．肝門部からPOCS下の生検を追加．組織診で癌陰性．

臨床診断と術式

- 術前診断：胆管癌
- 術式：膵頭十二指腸切除（SSPPD），領域リンパ節郭清
- 進展度診断：Bmi，乳頭型，Panc（−），深達度はSS浅層まで，T2，cStage IB

病理所見

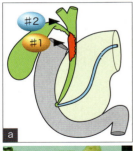

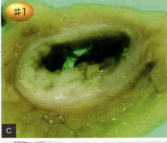

a：シェーマ．赤：腺癌．b：割面のマッピング．＊：胆管．中部胆管から下部胆管にかけて3/4周性の乳頭膨脹型病変を認める．最大径9×6 mm大，胆管に沿って3.4 cm．
c：割面#1の拡大像．胆管内腔3/4周性に乳頭状増殖する白色調病変を認める．胆管壁の境界は明瞭である．

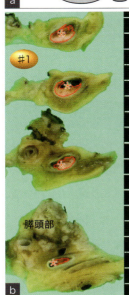

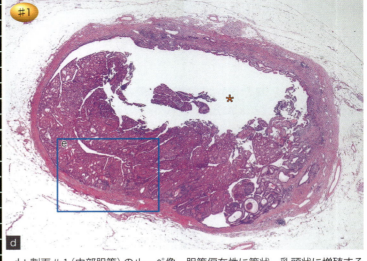

d：割面#1（中部胆管）のルーペ像．胆管偏在性に管状，乳頭状に増殖する腺癌である．癌は粘膜内に留まり，線維筋層を越える浸潤はみられない．乳頭状隆起対側の平坦な胆管粘膜上皮に異型はみられない．

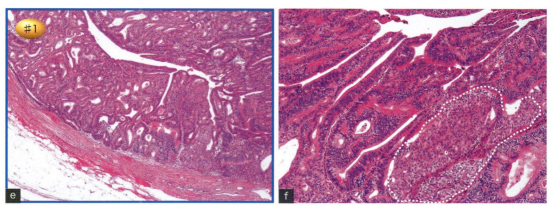

e：管状，癒合管状〜篩状に増殖する高〜中分化型管状腺癌の像である．膨張性に粘膜内に浸潤するが，線維筋層を越える浸潤はみられない．f：乳頭管状，篩状増殖に混じ，充実状増殖する充実型低分化腺癌成分（白点線）を認める．

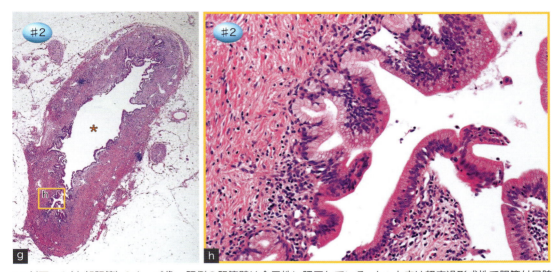

g：割面#2（上部胆管）のルーペ像．肝側の胆管壁は全周性に肥厚している．h：上皮は軽度過形成性で胆管付属腺の増生を伴う．間質，上皮内に炎症細胞浸潤がみられる．腫瘍に伴う閉塞性胆管炎による反応性変化である．癌の上皮内進展は認められず，肝側胆管断端陰性であった．

最終病理診断

　肉眼的範囲に限局した，乳頭結節状に増殖する粘膜内癌であった．線維筋層以深への浸潤や脈管侵襲は認められなかった．

▶ 中下部胆管癌 (Adenocarcinoma of the distal bile duct)

Bd (mi), papillary expanding type, 0.9×0.6×3.4 cm, tub1＞tub2＞＞por1, pT1a (M), med, INF α, ly0, v0, ne0, pN0, pHM0, pEM0, pStage IA, R0.

CPC ディスカッション　Q＆A

Q1 胆管癌の水平方向進展様式と診断法は？

A 胆管癌の水平方向進展様式には，癌が胆管壁内を進展する壁内進展と，粘膜内を進展する表層進展に大別される．壁内進展は結節浸潤型や，平坦型などのいわゆる浸潤型胆管癌において多くみられる．進展度診断のポイントとしては，CTでの造影効果を伴う壁肥厚と胆管造影での硬化狭窄所見が重要となる．
以下に平坦型胆管癌の具体例を示す．
ERCPでは中部胆管に先細り状の硬化狭窄所見（→）を認める．IDUSでは全周性の壁肥厚所見がBsまで連続して認められた．切除病理所見では，胆管壁内に全周性に癌組織を認め，Bsまで壁内進展（→）を示していた．

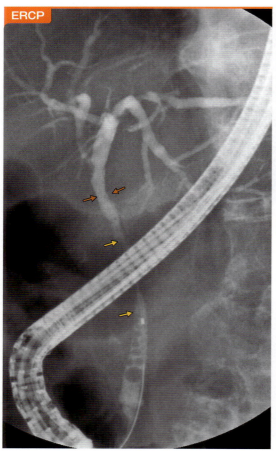

ERCP

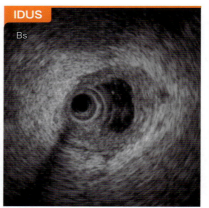

IDUS
Bs

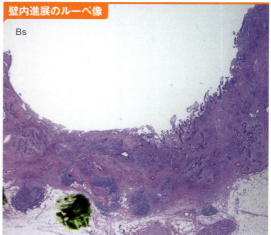

壁内進展のルーペ像
Bs

一方，表層進展は限局型とよばれる乳頭型胆管癌においてみられることが多い．
この場合の診断ポイントは，胆管造影での主病巣から連続する小隆起や壁不整，EUS，IDUSでの主病巣から連続する小隆起，壁肥厚所見に加えて，胆道鏡（POCS）による観察および直視下生検が重要となる．

本例は，EUS所見から乳頭型胆管癌と考えられ，表層進展の有無を確認するためにERCPに加えて，IDUSおよびPOCSを施行した．いずれの検査でもBsおよび肝門部のBcに明らかな表層進展を疑わせる所見を認めなかった．また，生検による病理組織でも，明らかな表層進展を認めず，術後の病理組織学的検索においても表層進展はみられなかった．

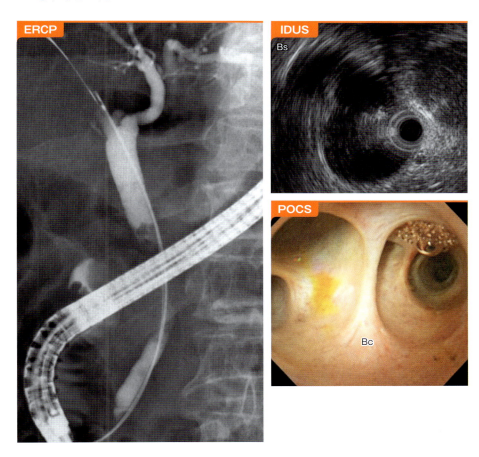

❗ 本例から学ぶべきポイント

1. 胆管癌では，水平方向の進展形式を考慮した術前診断を行う必要がある．

Case 24　広範な胆管壁肥厚

- 76歳，男性．
- 発熱，腹痛で近医受診．肝機能障害がみられ紹介．
- 血液検査所見：γ-GTP 96 IU/L，T-Bil 0.7 mg/dL，CRP 0.81 mg/dL，CA19-9 ＜1.2 U/mL．

CPC のポイント

1. 診断は？
2. 進展度診断は？

画像所見

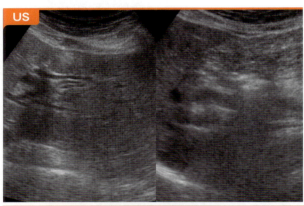

USで肝内胆管は軽度拡張し，中部胆管の壁肥厚所見を認める．CTでは上・中部胆管は造影効果を伴う壁肥厚所見を認め，下部胆管に造影効果を伴う腫瘤性病変を認める．EUSでは下部胆管に比較的高エコーを呈する腫瘤像を認める．胆管の外側高エコー層は不明瞭だが，明らかな膵内への突出はみられない．腫瘤から連続して下部〜中部胆管に壁肥厚を認める．壁肥厚にはわずかな凹凸がみられる．

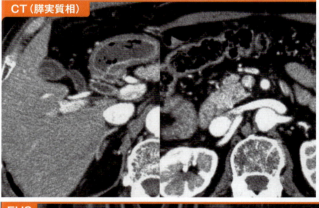

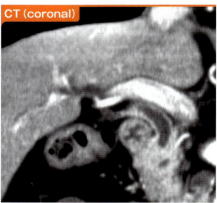

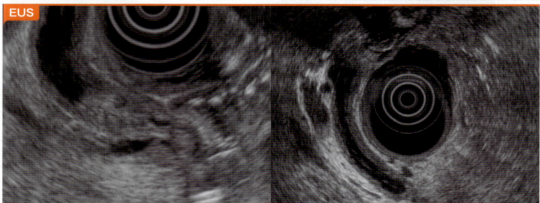

Case 24 広範な胆管壁肥厚

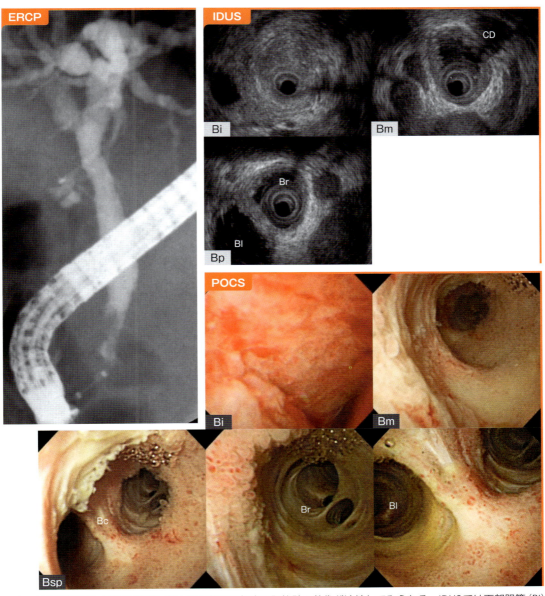

ERCPでは下部胆管に不整な陰影欠損と肝門部まで軽度の胆管壁不整像が連続してみられる．IDUSでは下部胆管（Bi）に胆管内を充満するやや低エコーの腫瘤がみられ，連続して中部胆管（Bm），上部胆管（Bs），肝門部胆管（Bp）の左・右肝管の分岐部まで軽度の凹凸を伴う壁肥厚がみられる．POCSではBiに不整な拡張血管を伴う腫瘍に連続して低乳頭状の隆起がBm，Bs，Bpにみられ，肝管合流部（Bc）から右肝管（Br）と左肝管（Bl）の起始部まで伸びている．

画像診断のまとめ

下部胆管を主座とする乳頭型の胆管癌で，膵浸潤は認めない．広範囲な表層進展を伴っており，進展範囲は肝門部の左・右肝管起始部まで伸びていると判断した．

術前病理診断

| 経乳頭的生検（下部） | 組織診 | 経乳頭的生検（肝門部） | 組織診 |

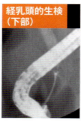 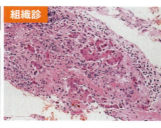 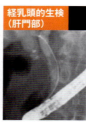 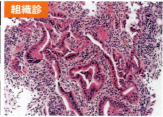

下部胆管と肝門部胆管から経乳頭的生検を施行．下部胆管は小塊状に浸潤する腺癌，肝門部は上皮置換性に増殖する異型病変で，腺癌疑いと判定した．

臨床診断と術式

- 術前診断：広範囲胆管癌
- 術式：膵頭十二指腸切除（SSPPD）＋肝門部胆管切除，領域リンパ節郭清
- 進展度診断：Bimsc，乳頭型，Panc（−），T2（SS浅層まで），cStageⅠB

病理所見

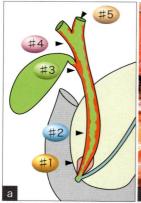
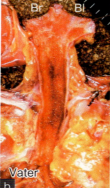
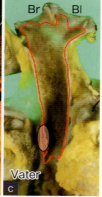
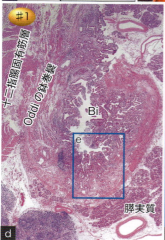
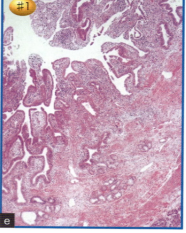

a：シェーマ．赤：上皮内癌，ピンク：浸潤癌．下部胆管乳頭部近傍に浸潤部を認め，左右肝管まで表層拡大進展する広範囲胆管癌．b：新鮮標本．胆管を前壁で乳頭部まで切開した．c：固定後標本と腫瘍マッピング．赤：上皮内癌，ピンク：浸潤癌．下部胆管に壁肥厚を認め，左・右肝管合流部まで粘膜の顆粒状変化がみられる．癌は胆管に沿って10.5 cmに及ぶ．d：割面＃1（下部胆管）のルーペ像．胆管全周性に丈の高い乳頭腺癌を認める．線維筋まで浸潤し，壁肥厚がみられる．e：粘膜層から線維筋層へ浸潤を認める．

Case 24　広範な胆管壁肥厚

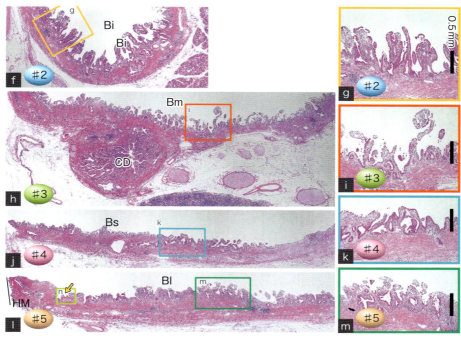

f：割面#2．下部胆管（Bi）のルーペ像と，g：拡大．丈の高い乳頭状に増殖する上皮内癌を全周性に認める．h：割面#3．中部胆管（Bm），胆嚢管（CD）のルーペ像と，i：拡大．乳頭状増殖する上皮内癌を全周性に認める．j：割面#4．上部胆管（Bs）のルーペ像と，k：拡大．平坦状の上皮内癌が進展している．l：割面#5（左肝管）のルーペ像と，m：拡大．上皮内癌が平坦状に，真の断端から3 mmまで（➡）進展している．g, i, k, mのscale barはいずれも0.5 mm．表層拡大進展する上皮内癌の丈の高さの違いを比較されたい．

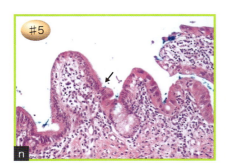

n：上皮内癌の進展先端部．上皮内癌と非腫瘍性胆管上皮がフロントを形成する（→）．左肝管断端，右肝管断端いずれも，近傍まで上皮内癌の進展がみられたが，断端に癌の露出はみられず，肝側胆管断端は陰性と判断した．

最終病理診断

　肝外胆管に広範囲の表層拡大進展を伴う広範囲胆管癌．乳頭部に近い下部胆管に丈の高い乳頭腺癌の増殖と線維筋層までの浸潤があり，主座と考えられた．肝門部胆管も切除し，断端距離3 mmで陰性を得た．

▶広範囲胆管癌（Adenocarcinoma of the bile duct）

Bdp Ab C（Bimscrl Ab C），circ, papillary type, 10.5 cm, pap＞tub1, pT1b（FM），int, INFb, ly1, v0, ne0, pN0, PV0, A0, pStage IA, HM0, EM0, R0.

CPC ディスカッション　Q & A

Q1 腫瘍の肝側の胆管壁肥厚の鑑別診断は？

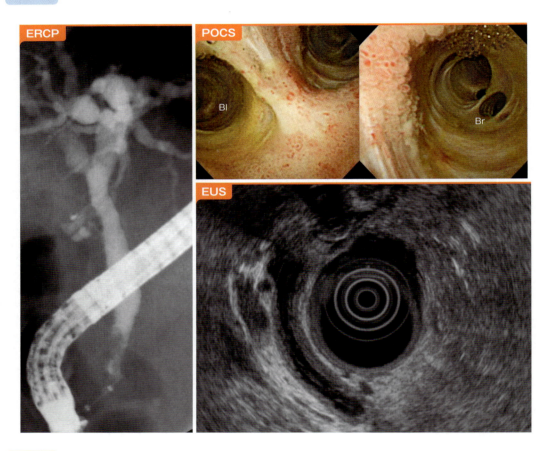

A 本例は下部胆管に腫瘍があり，肝門部胆管まで連続する不整な壁肥厚所見を認めた．腫瘍の肝側に壁肥厚を認めた場合の鑑別として，胆管炎による炎症性の壁肥厚，胆管癌による壁内進展，表層進展などがあげられる．

炎症性壁肥厚では，EUS，IDUS上にて全周性に均一な肥厚所見を呈し，表面は平滑である．胆管ステント留置後にしばしばみられ，注意が必要である．一方，胆管癌の壁内進展では，胆管像に硬化狭窄像を呈してくる．これに対し表層進展では，胆管造影での主病巣から連続する小隆起，壁不整，あるいはEUS，IDUSでの主病巣から連続する小隆起，壁肥厚所見を呈し，乳頭型胆管癌でみられることが多い．

本例では，いずれの検査においても比較的典型的な表層進展の所見を認めた．術式については，POCSで低乳頭状の隆起が左・右肝管起始部まで伸びていたが，それより肝側には進展はないと判断し，肝切除は加えずに，PD＋肝門部胆管切除（肝門板切除）を選択した．

Case 24 広範な胆管壁肥厚

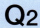 POCSは胆管癌の表層進展の範囲診断にどこまで有用か？

 表層進展には，比較的丈の高い乳頭状隆起を呈する乳頭状進展と，丈の高くない平坦進展がある．表層進展の術前診断は，胆道鏡による観察および直視下生検が有用であるが，乳頭状進展の判定は比較的容易であるが，平坦進展では胆道鏡観察でも診断は困難な場合が多く，また，直視下生検でも，小さな検体では炎症との鑑別が困難な場合も少なくない．

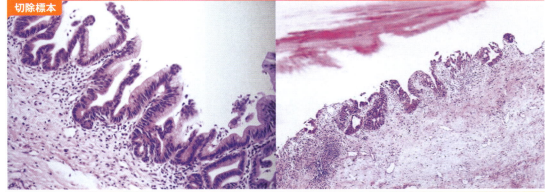

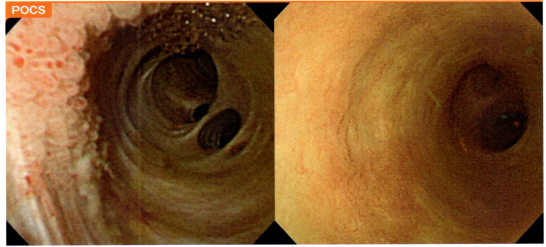

> **本例から学ぶべきポイント**
> 1. 乳頭型胆管癌では表層進展の有無に着目し，術前進展度診断を行う．
> 2. 胆管壁肥厚をみた場合には，乳頭型胆管癌の表層進展も鑑別としてあげられる．

Case 25　肝門部胆管狭窄

- 70歳，男性．
- 黄疸で近医受診し，紹介となる．
- 血液検査所見：ALT（GPT）382 IU/L，T-Bil 5.5 mg/dL，CRP 0.46 mg/dL，CA19-9 173.6 U/mL．

CPCのポイント

1. 診断は？
2. 術式は？

画像所見

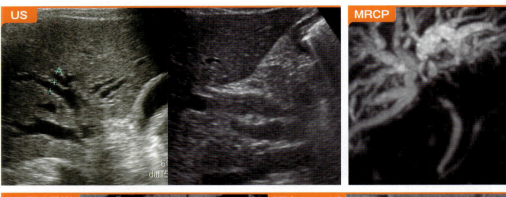

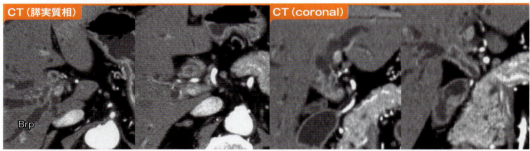

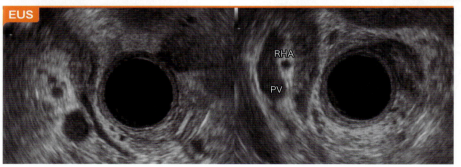

USで肝内胆管は拡張し，上部〜肝門部胆管にやや低エコーの腫瘤像を認める．MRCPでは肝門部胆管に狭窄がみられ，両葉の肝内胆管が拡張している．CTでは上部から肝門部胆管に造影効果を伴う壁肥厚所見を認め，右後区域枝（Brp）にも壁肥厚が連続している．EUSで上部胆管に壁肥厚が低エコーの腫瘤像として認められる．右肝動脈（RHA）および門脈（PV）には浸潤所見は認めず，中・下部胆管にも壁肥厚の連続はみられない．

Case 25 肝門部胆管狭窄

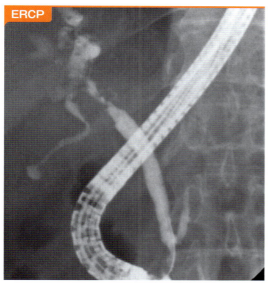

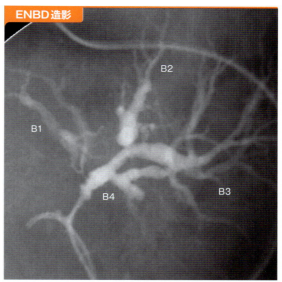

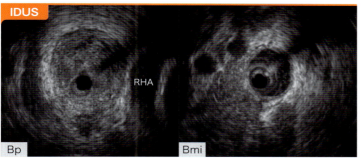

ERCPでは上部胆管に不整な狭窄を認めるが，中・下部胆管には異常所見を認めない．ENBD造影では左胆管に硬化狭窄所見があり，B1の根部に狭窄所見を認めるが，B4根部は明らかな効果所見はみられない．IDUSでは，肝門部胆管（Bp）に全周性の壁肥厚を認めるが，RHAとの間の高エコー層は保たれている．中・下部胆管（Bmi）には壁肥厚所見はみられない．

画像診断のまとめ

　画像所見から，結節浸潤型の肝門部胆管癌を考える．進展範囲は，ENBD造影では左胆管に硬化狭窄所見を認め，B1の根部に進展がみられるが，B4根部には浸潤なしと判断した．また，中・下部胆管への進展はみられない．EUS，IDUSでRHAへの浸潤所見は認めないが，隣接した胆管壁の全周性の肥厚があり，RHAの温存は剥離面で癌陽性となる危険があると判断した．

術前病理診断

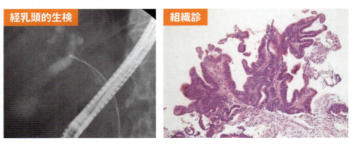

経乳頭的胆管生検（狭窄部）を施行．組織診：乳頭管状，管状に増殖する分化型腺癌である．

臨床診断と術式

- **術前診断**：肝門部胆管癌，結節浸潤型
- **術式**：肝右葉・尾状葉切除＋肝外胆管切除，領域リンパ節郭清
- **進展度診断**：Bscrl，結節浸潤型，T2a（SS以深），Hinf（−），cStage II

病理所見

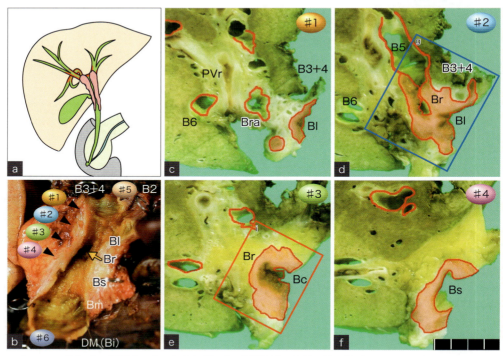

a：シェーマ（ピンク：浸潤癌，赤：上皮内癌）．b：新鮮標本．肝外胆管を後壁で切開し観察．肝門部（Bcrls）に結節浸潤型病変を認める．CT断で切り出し，頭側からマッピング図を提示する．c：割面#1．Blに浸潤癌，B6（後区域枝），Braに上皮内癌．d：割面#2．BlからBrに結節状の浸潤を認め，B5（後区域枝）にかけて上皮内癌が連続する．e：割面#3．BcからBrに結節状の浸潤癌を認め，肝十二指腸間膜内に浸潤する．f：割面#4．Bsに浸潤癌が広がる．Brclに結節状病変を有し，右前後区域枝からB5，B6の区域枝に上皮内癌が進展する，右側優位の肝門部胆管癌である．十二指腸側はBs，Bmまで，癌の壁内浸潤による広がりがみられる．

Case 25 肝門部胆管狭窄

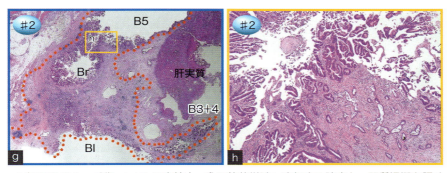

g：割面#2のルーペ像．h：Brの中拡大．乳頭管状増殖し隆起する腺癌と，間質浸潤を認める．肝実質浸潤は認められない．

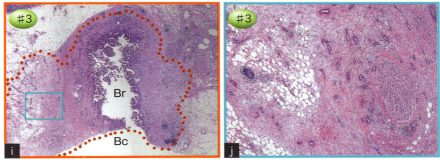

i：割面#3のルーペ像．BcからBrにかけて，肝十二指腸間膜内に中～低分化腺癌が高度の間質反応を伴い浸潤する．

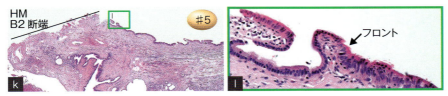

k：割面#5のルーペ像．B2断端近傍まで平坦状に上皮内癌が進展する．l：極性の乱れた上皮内癌と非腫瘍性胆管上皮のフロントを示す．真の肝側胆管断端は陰性と判断される．

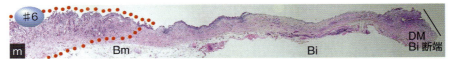

m：割面#6のルーペ像．中部胆管まで癌の壁内浸潤（赤点）による壁肥厚を認める．十二指腸側胆管断端（Bi）は陰性である．

最終病理診断

結節浸潤型を呈する右側優位の肝門部胆管癌．右肝内胆管および左肝管に上皮内癌の進展を認めた．十二指腸側は中部胆管まで壁内浸潤を認めた．

▶肝門部胆管癌 (Hilar cholangiocarcinoma)

Bpd (rclsm) Bh, nodular-infiltrating type, tub1＞tub2-tub3, pT2a (SS, pHinf1a), sci, INFγ, ly0, v1, ne3, pPV0, pA0, HM0, pN0, DM0, pStage Ⅱ, EM0, R0.

CPC ディスカッション　Q&A

Q1 本例の術式決定に重要な情報とは？

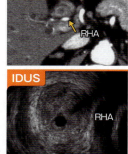
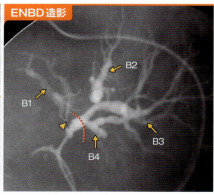

A 肝門部胆管癌の手術は，肝葉切除が標準であり，術式決定には進展度診断が重要である．まずCTで，肝動脈，肝静脈，門脈などの大血管への浸潤の有無を確認する．RHAは，通常は肝門部胆管のすぐ背側を走行するため近接しており，また本領域癌では周囲の神経叢へ浸潤する場合が多く，根治切除には肝右葉切除が基本術式となる．次に胆管の進展範囲であるが，本例のような浸潤型胆管癌では胆管造影による胆管の硬化狭窄所見の読影が重要となる．

本例では，肝右葉側切除を考え，左肝管へENBDチューブを留置し造影を行った．左肝管に硬化狭窄所見があり，B1根部に狭窄所見（▷）が及んでおり進展が疑われるが，B4根部には狭窄所見は及んでいない．このことから，肝右三区域切除の必要はなく，肝右葉・尾状葉切除（赤点）で切除可能と判断した．

Q2 ENBDチューブの留置位置と造影のタイミングは？

A 肝門部胆管癌は，黄疸や胆管炎のため，術前胆道ドレナージを要することが多い．また，術前の進展度診断において胆管造影所見は重要であり，以前はPTBDを施行していたが，門脈の損傷や術後の癌の瘻孔部再発などのため，近年はENBDを選択している．チューブの留置位置は残肝側が基本となる．ただし，区域性胆管炎が切除肝側に発生した場合には，複数本のENBD留置が必要となる．

本例では肝右葉側切除を予定したため，残肝側の左胆管にENBDを留置したが，右の区域性胆管炎のため，右にもENBDを追加留置した．

ENBD造影の際，詳細な胆管像を得るためには造影剤を十分量注入する必要がある．したがって造影のタイミングとしては，十分な胆管ドレナージ効果が得られ，胆管炎が沈静化した状態で施行する．

本例では初回ENBD留置3週後に造影を施行した．

Q3 本例にPOCSは必要か？

A POCSは胆管の内腔を観察し，直視下で生検ができるため，胆管癌においては表層進展の診断に有用であり，表層進展の頻度の高い限局型の胆管癌がよい適応となる．
本例は浸潤型胆管癌であり，進展形式は壁内進展を呈することが多く，胆管造影が重要となり，POCSは必要ない．

Q4 胆管狭窄の鑑別診断は？

A 胆管狭窄の鑑別診断として，まずIgG4関連硬化性胆管炎と原発性硬化性胆管炎（Primary sclerosing cholangitis：PSC）があがる．
IgG4関連硬化性胆管炎の胆管像は，比較的長い狭窄（segmental stricture）と，その末梢胆管の拡張（long stricture with prestenotic dilatation）が特徴的であり，自己免疫性膵炎（Autoimmune pancreatitis：AIP）に合併することが多い．
PSCの胆管像は，肝内外胆管の多発性の狭窄と拡張が特徴であり，全周性の輪状狭窄（annular stricture），数珠状変化（beaded appearance），短い狭窄（band-like stricture），憩室様突出（diverticulum-like outpouching），肝外胆管の毛羽立ち像（shaggy sign），肝内胆管の減少（pruned tree sign）などが特徴とされている．

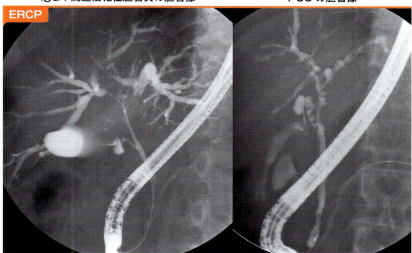

IgG4関連硬化性胆管炎の胆管像　　　PSCの胆管像

⚠ 本例から学ぶべきポイント

1. 肝門部胆管狭窄をみた場合には，良性疾患の鑑別も念頭に置き，可能な限り生検診断を行う．
2. 肝門部胆管癌の術前診断は，胆管や周囲の血管への進展範囲を評価し，術式を決定する．
3. 予定残肝側にENBDチューブを留置し，ドレナージを待って造影し，胆管進展度診断を行う．

Case 26　膵頭部腫瘤？

- 65歳，男性．
- 食欲不振で当センター受診．USで膵頭部に腫瘤を認め，精査入院．
- 血液検査所見：ALT（GPT）119 IU/L，T-Bil 2.5 mg/dL，CRP＜0.4 mg/dL，CA19-9 40 U/mL．

CPCのポイント

1. 診断は？
2. 治療法は？

画像所見

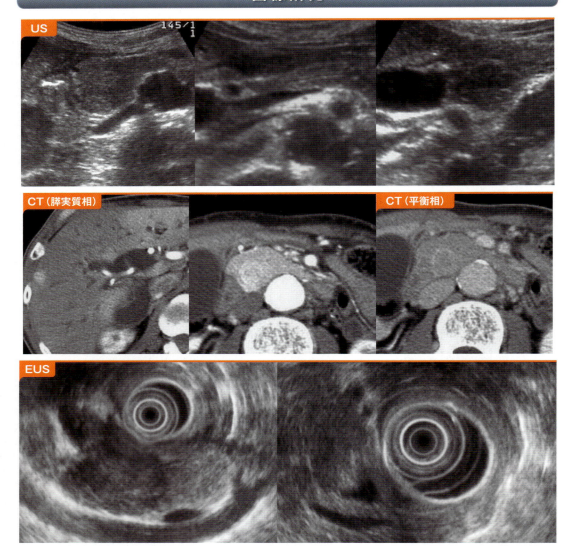

USでは膵頭部に境界明瞭で輪郭が比較的平滑な低エコー腫瘤を認める．主膵管の拡張は認めない．胆管は拡張し，下部胆管内に腫瘤が入り込んでいるように見える．CTでは，膵実質相で肝内にも染影する腫瘤を認める．膵頭部の腫瘤は早期濃染を呈し，平衡相では周囲膵と等吸収を示している．EUSでは膵頭部に境界明瞭で輪郭が平滑な，低エコー腫瘤像を認める．内部エコーはやや高めである．乳頭側の主膵管と胆管を観察すると，腫瘤の主体は下部胆管に存在し，膵側に突出するような形態を呈していると判断した．

Case 26 膵頭部腫瘍？

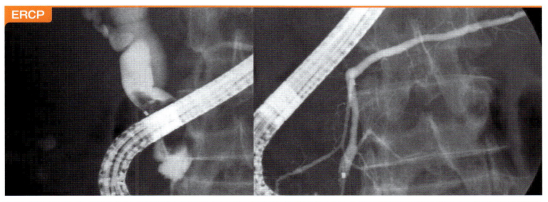

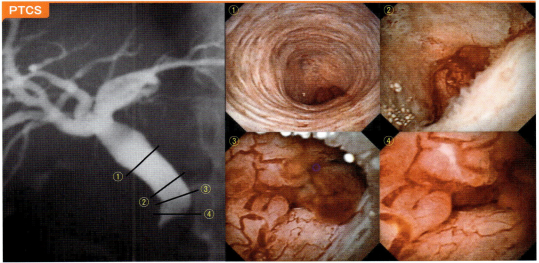

ERCPでは下部胆管に充満するような陰影欠損像を認める．表面は比較的平滑であるが，肝側に一部凹凸を認める．胆管軸の偏位はみられず，主膵管に異常所見は認めない．経皮経肝胆道鏡（PTCS）では下部胆管に拡張した不整血管を伴う比較的表面平滑な腫瘍性病変を認める．腫瘍の胆管内腔側に凹凸があり，一部に顆粒状の乳頭状腫瘍がみられる．上部胆管（Bs）には，明らかな表層進展所見はみられない．

画像診断のまとめ

　胆管内から膵頭部に突出する形態を呈し，造影早期より濃染する腫瘍である．肝内にも同様の造影態度を示す腫瘍を認め，肝臓への転移を考える．腫瘍は境界明瞭で輪郭は比較的平滑であるが，PTCSで一部に乳頭状腫瘍を疑う所見がみられる．以上の所見から，胆管に原発した神経内分泌腫瘍（NET）を第一に疑う．鑑別には，胆管原発の腺扁平上皮癌があがる．

術前病理診断

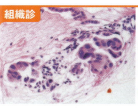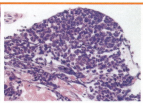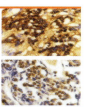

経乳頭的胆管生検を施行．組織診：腺癌（写真左）と，裸核様のN/C比の高い円形異型細胞の髄様の増殖がみられる（写真中）．後者の成分は免疫組織化学的に，chromogranin A陽性（右上），NSE陽性（右下）であり，神経内分泌癌（NEC），小細胞癌と診断した．

臨床診断と術式

- 術前診断：胆管神経内分泌癌（NEC）＋肝転移
- 術式：膵頭十二指腸切除（SSPPD）＋肝部分切除（S5，S7），領域リンパ節郭清
- 進展度診断：Bim，Panc（＋），cStage IV

病理所見

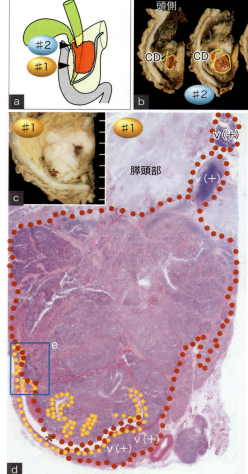

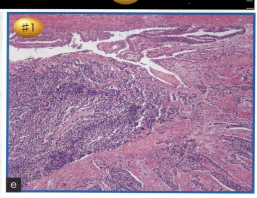

a：シェーマ．b：割面のマッピング（赤：NEC，黄：腺癌，＊：胆管）．膵内胆管を充満するポリープ状に隆起した結節部にNECを認める．下部胆管から中部胆管，胆嚢管（CD）に胆管上皮内癌が進展し，結節部で浸潤する腺癌からNECへ移行している．膵頭部へNECが圧排性に浸潤する．中部胆管，胆嚢管内には腫瘍栓状のNECの進展をみる．CT断の最大割面3.0×2.0 cm大，胆管軸に沿って5.0 cm．c：割面#1の拡大像．胆管から膵頭部にかけて境界明瞭な白色調結節病変を認める．d：割面#1のルーペ像．胆管上皮内癌の広がりと結節部基部での腺癌の浸潤（黄点）を認め，NEC（赤点）へ移行している．NECは充実状に圧排性増殖し，膵頭部へ広汎に浸潤する．腫瘍の主体はNECからなり，腺癌成分は5％に満たない．高度の静脈侵襲を伴う．e：腺癌からNECへの移行部．

Case 26 膵頭部腫瘍？

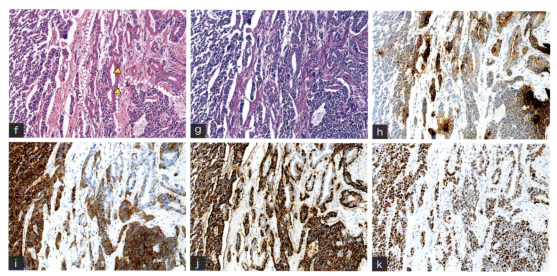

f：管状腺癌（画面右上）とNECの移行部（▷）．腺癌が浸潤の過程で，神経内分泌系統への分化を獲得したと考える．
g：alcian blue/PAS染色（粘液染色）．腺癌にPAS陽性の細胞内粘液を認める．h：CEA免疫染色．腺癌，NECいずれも陽性．i：chromogranin A，j：synaptophysinはともにNECに陽性．HEでは不明瞭だった，腺癌の腺管周囲を取り囲むNEC細胞が明瞭となった．k：p53免疫染色．腺癌，NECいずれも過剰発現を認める．一連の腫瘍発生を支持する所見と考えられる．

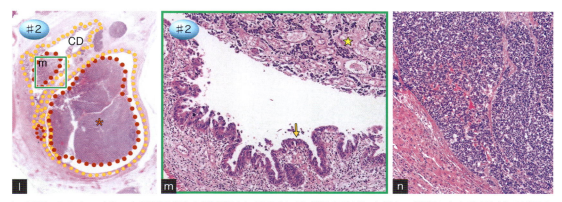

l：割面#2のルーペ像．中部胆管（＊）と胆嚢管内にNEC（赤点）が腫瘍栓状に充満し，胆管上皮内癌（黄点）の進展もみられる．m：胆嚢管（CD）内にも，NECの腫瘍栓（☆）と上皮内癌の進展（⇒）がみられる．n：肝部分切除検体にはいずれも，充実性増殖するNECの転移を認める．

最終病理診断

　胆管原発のNECで，腺癌を併存していた．胆管上皮内癌の進展と腺癌から，NECへの組織学的移行像がみられた．NEC成分が胆管から胆嚢管にかけて腫瘍栓状に発育し，圧排性に膵頭部へ浸潤していた．

▶ 胆管腺内分泌癌（第6版）
▶ 神経内分泌癌（Small cell NEC）（WHO2010）
Bd（im）C, nodular-expanding type, 5.0×3.0×2.0 cm, pT3a (SS, pPanc3), ly1, v3, ne0, pN0, pH1, pP1, pStage Ⅳ.

CPC ディスカッション　Q & A

Q1 膵癌と鑑別するポイントは？

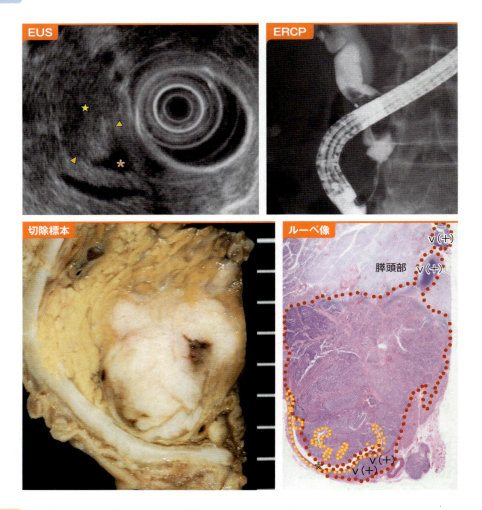

A 本例は，膵原発の腫瘍の胆管への浸潤か，胆管原発の腫瘍の膵臓への浸潤かの鑑別が問題となる．
　EUSで腫瘤（☆）の主体は下部胆管（＊）に存在（▷）し，膵側に突出するような形態を呈している．ERCPでは胆管内に充満する腫瘤であり，膵癌の胆管浸潤でみられるような圧排性の胆管狭窄や軸偏位は認めない．また，CTの造影所見も加えると，通常型膵癌は考えにくく，胆管原発と判断した．鑑別にはNETと腺扁平上皮癌があがるが，生検結果よりNECの診断が得られた．

Q2 PTCSを施行した理由は？

A 胆管癌としては非典型的な所見を呈したため，胆道鏡による内視鏡観察と，直視下生検目的にてPTCSを施行した．当時はアプローチルートとして経皮経肝的ルートを選択したが，PTBD後の瘻孔部再発などの問題で，現在であれば，経乳頭的なPOCSを選択する．

Q3 Small cell NECとは？

A 胆管原発のNECはまれな疾患であり，細胞の形態からSmall cell NECとLarge cell NECに分類される．Small cell NECは以前は小細胞癌とよばれていたが，術前の生検診断では低分化腺癌と診断されることが多い．特徴的な画像所見として，胆管造影で辺縁が比較的平滑な半球状の所見を呈することが多く，乳頭型胆管癌に対する生検診断で低分化腺癌を認めた場合には，Small cell NECを念頭に置いて免疫染色を追加検査する必要がある．また，報告例の多くが病理組織学的に腺癌成分の混在を指摘されており，本例でも胆管，胆嚢管上皮に腺癌成分を認めた．

治療法については症例が少なく，一定の見解はないが，膵臓のNECと同様に肺小細胞癌に準じ，白金製剤をベースとした多剤併用療法が用いられることが多い．

本例では術前に多発肝転移巣を認めたが，術後の化学療法に期待して，確認できる病巣部の摘出後に，シスプラチンの動注とイリノテカンの化学療法を施行した．化学療法5コース施行後，いったんCRが得られた．約1年後に肝転移再発をきたし，脳出血を合併しBSCとなった．

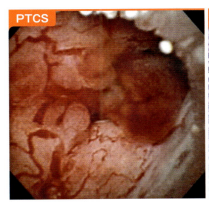
PTCS

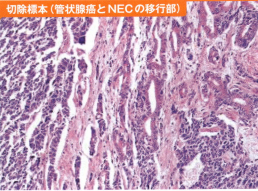
切除標本（管状腺癌とNECの移行部）

❗ 本例から学ぶべきポイント

1. 胆管癌で外側に突出する形態を呈し，早期濃染を認めた場合にはNECの可能性を念頭に置く．

Case 27　胆嚢隆起性病変の出現

- 84歳，男性．
- 良性胆管狭窄にてフォロー中，胆嚢隆起性病変が出現．

CPCのポイント

1. 胆嚢隆起性病変の診断は？
2. 術前の病理診断は必要か？

画像所見

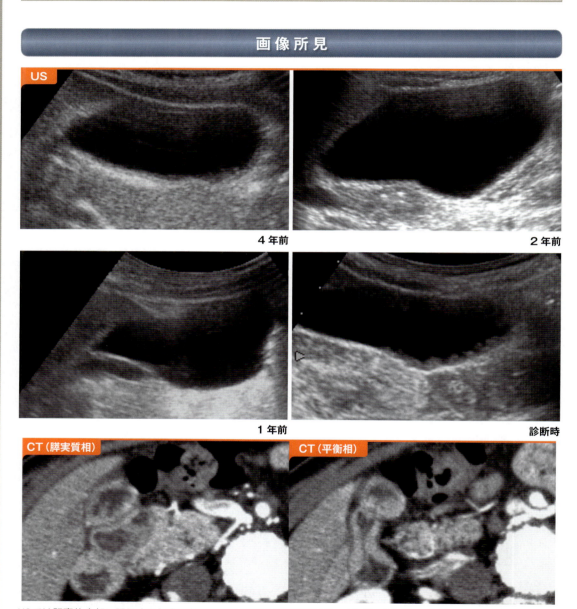

USでは胆嚢体底部に限局する低乳頭状の隆起性病変の出現を認める．4年前，2年前，1年前のUSでは異常は指摘できない．CTでは胆嚢体底部に早期から造影効果を有する隆起性病変を認め，平衡相まで造影効果が持続している．

Case 27 胆嚢隆起性病変の出現

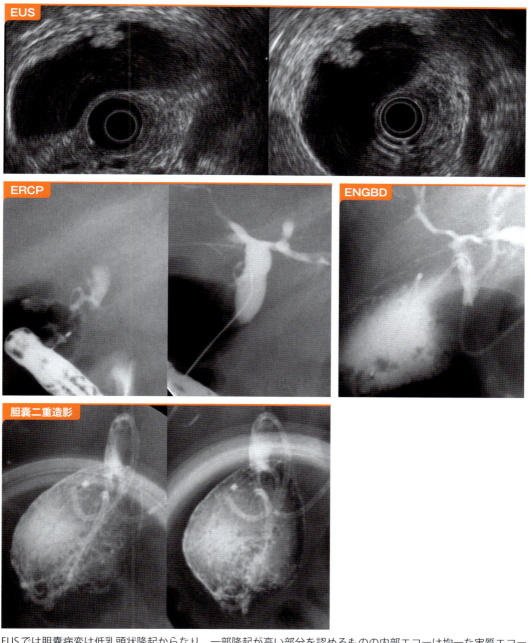

EUSでは胆嚢病変は低乳頭状隆起からなり，一部隆起が高い部分を認めるものの内部エコーは均一な実質エコー様であり，浸潤を示唆する外側高エコー層の破壊・断裂はみられず，病巣深部低エコー所見も認めない．ERCPでは膵・胆管合流異常を認めない．内視鏡的経鼻胆嚢ドレナージ（ENGBD）チューブを胆嚢内に留置した．胆嚢二重造影では体底部の広い範囲に隆起性病変の集簇を認める．

画像診断のまとめ

胆嚢体底部にIIa集簇様の造影効果を伴う乳頭状の隆起性病変を認め，胆嚢癌を疑う．明らかな浸潤所見を認めず，早期癌を疑う．

術前病理診断

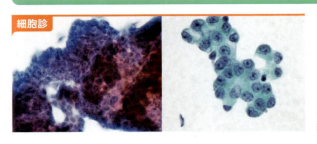

細胞診

ENGBD留置下に洗浄細胞診を施行．
細胞診：3回中3回，腺癌（Class V）を検出した．

臨床診断と術式

- 術前診断：胆嚢癌
- 術式：胆嚢全層切除，領域リンパ節郭清
- 進展度診断：T1（M/MP），cStage I

病理所見

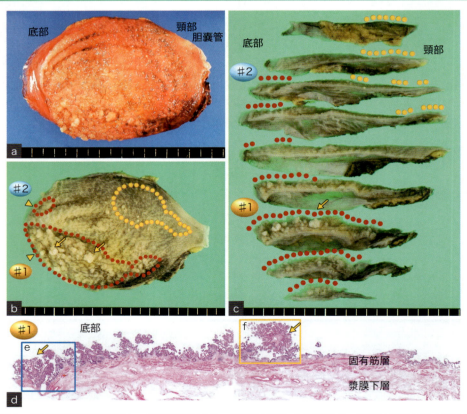

a：新鮮標本．胆嚢を腹腔側で切開し，粘膜を観察する．胆嚢体底部に表面顆粒状，乳頭結節状を呈する平坦隆起性病変を認める．b：固定後標本．c：割面のマッピング．赤点：腺癌，黄点：BilIN-2．体底部の平坦隆起性病変にほぼ一致して腺癌の粘膜内増殖を認める．6.8×2.2 cm大．病変内部には周囲よりもやや丈の高い乳頭状結節（→，結節高5 mm）を散見する．体頸部前壁の平坦粘膜にBilIN-2を認める．d：割面#1のルーペ像．粘膜内に乳頭状増殖する腫瘍で，固有筋層を越える浸潤はみられない．

Case 27 胆嚢隆起性病変の出現

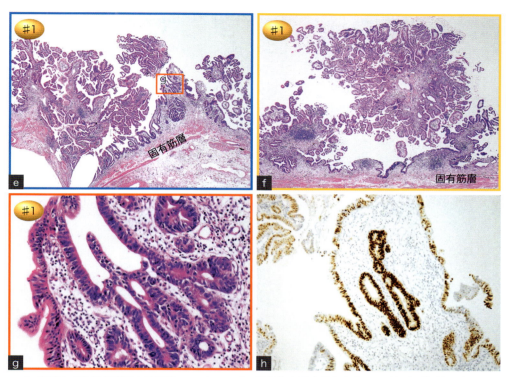

e, f：粘膜内で乳頭状増殖する腫瘍．g：クロマチン濃染した腫大核を有する異型細胞が極性を失し，不規則な乳頭管状に増殖する乳頭腺癌である．h：p53免疫染色．癌細胞はp53の過剰発現を認める．

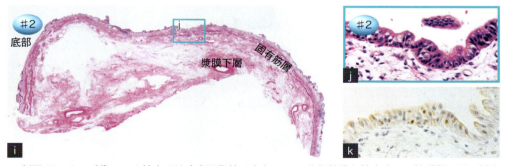

i：割面#2のルーペ像．この拡大では病変は指摘できない．j：体部粘膜を拡大する．核が類円形に腫大し，中等度の偽重層化と極性の乱れを呈し，平坦状に増殖する異型上皮内病変である．高度の核異型や極性の消失，構造異型はみられず，BilIN-2と判断した．k：同部位はp53の過剰発現はみられない．

最終病理診断

　胆嚢体底部のⅡa集簇様の平坦隆起性病変で，粘膜内に留まる乳頭腺癌である．体頸部に非連続性にBilIN-2が認められた．

▶ 胆嚢癌（Adenocarcinoma of the gallbladder）
Gfb, perit-post, papillary type, 6.8×2.2 cm, pap, pT1a（M），ly0, v0, ne0, pN0, pStage I, CM0, EM0, R0.

CPC ディスカッション　Q & A

Q1 本例が早期癌であることを診断するポイントは？

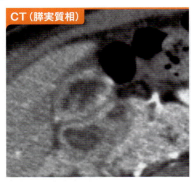
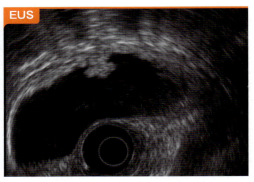
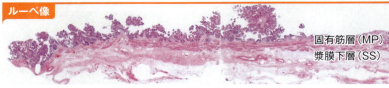

A CTでは胆嚢体底部に造影効果を伴う低乳頭状隆起を認めるが，漿膜側には腫瘍浸潤を疑う造影不良域などは認めない．EUSでは隆起部の外側高エコー層は保たれている．以上の画像所見から，本腫瘍の漿膜浸潤は否定的であり，早期胆嚢癌（深達度MPまで）の可能性が高いと考えることができる．ただし，EUSによる深達度診断では，外側高エコー層が保たれていても粘膜（M）内癌から漿膜下層（SS）の浅層までの癌と診断できるに過ぎず，腫瘍の形態がⅡa集簇様であることを加味して早期癌と診断した．

Q2 胆嚢頸部，体部のBilINは画像で指摘可能か？

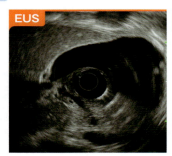
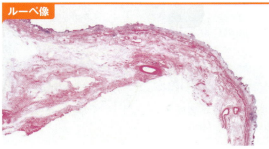

A BilIN病変のあった部位は，EUSでは粘膜面は平滑であり，隆起性病変を指摘することはできない．実際のルーペ像でも癌部と非癌部で粘膜面の凹凸の差は不明瞭であり，術前に診断することは困難である．

Case 27 胆囊隆起性病変の出現

Q3 術式は妥当であったか？

A 本例は，胆嚢底部を主座とする早期癌の診断であり，胆嚢管および胆管への進展は明らかではなかった．そのため胆嚢摘出のみで根治切除が可能と判断し，マージンを考慮して胆嚢摘出＋肝床合併切除を選択した．切除標本の病理診断にても早期癌で完全切除であることを確認しており，本例の術式選択については妥当であったと考える．
なお，腹腔鏡下の胆嚢摘出術も選択肢の一つにあがるが，胆汁漏出による播種に注意する必要がある．

Q4 経過観察中の画像検査で胆嚢所見の変化はあったか？

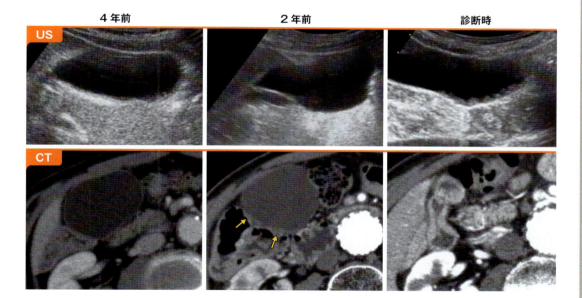

A USでは胆嚢体底部の隆起性病変が明らかとなるのは今回の診断時である．一方，CTでは2年前の段階でわずかに造影効果を伴う壁肥厚（→）を指摘することが可能であり，この時点でEUS等による精査を加えていれば診断可能であった可能性が高い．

> **❗ 本例から学ぶべきポイント**
> 1. 胆嚢の早期癌診断のためには，USやCTなどで軽微な変化をとらえてEUSを施行することが重要である．
> 2. 術前の病理学的検査にENGBD留置下の胆嚢洗浄細胞診は有用である．

Case 28　限局性の胆嚢壁肥厚

- 52歳，男性．
- 検診のUSにて胆嚢底部の壁肥厚を指摘され紹介．
- 血液検査所見：異常なし．

CPCのポイント

1. 診断は？
2. 術式は？

画像所見

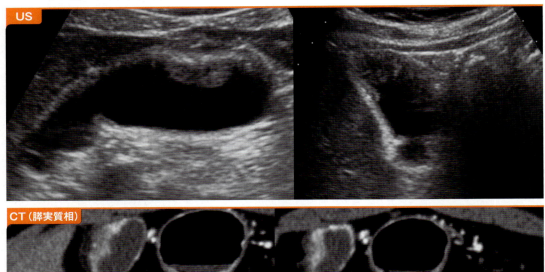

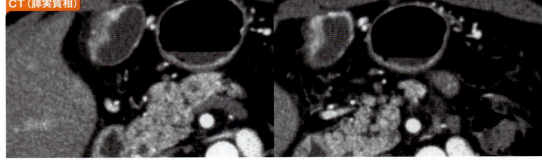

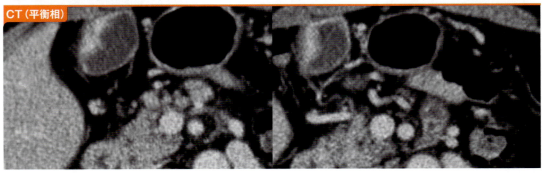

USにて胆嚢底部に低エコーを示す隆起様の限局性壁肥厚を認める．CTでは膵実質相から壁肥厚部に造影効果を認めるが，粘膜面で造影効果がより強く，壁内では淡い造影効果を示し，平衡相にかけて遅延濃染を呈している．

Case 28 限局性の胆嚢壁肥厚

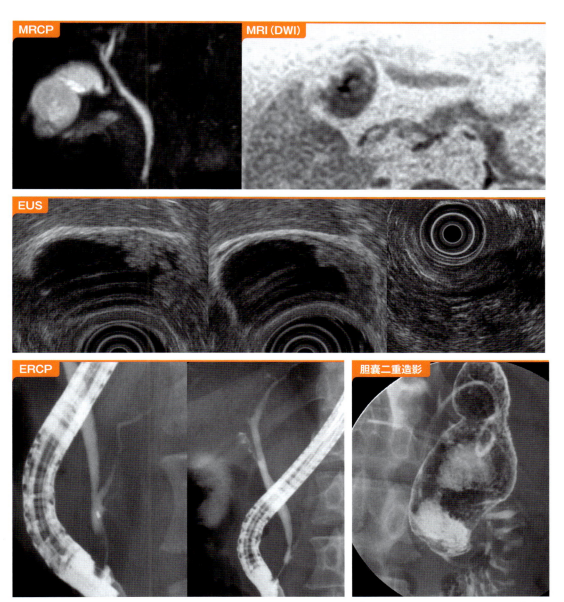

　MRCPでは胆嚢底部にsignal defectがみられ，MRI（DWI）では同部位にわずかな高信号を認める．EUSでは胆嚢底部に乳頭状隆起と結節状隆起を示す領域を認め，特に結節状隆起を示す領域では病巣深部のエコーレベルの低下と外側高エコー層への腫瘍エコーの入り込み所見がみられる．また，十二指腸下行脚からの膵頭部の観察にて膵・胆管合流異常の所見を認める．ERCPにて非拡張型の膵・胆管合流異常であることを確認し，胆嚢二重造影で胆嚢底部に壁硬化所見を伴う隆起性病変を認める．

画像診断のまとめ

　膵・胆管合流異常を背景とした胆嚢底部を主座とする隆起性病変であり，形態的には一部に乳頭状隆起がみられ，浸潤して結節型に至った胆嚢癌を考える．CT，EUS所見から進行癌と判断する．

術前病理診断

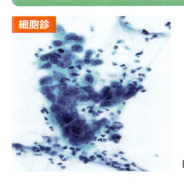

細胞診

ENGBD留置下に洗浄細胞診を施行．細胞診：腺癌（Class Ⅴ）を検出した．

臨床診断と術式

- 術前診断：胆嚢癌
- 術式：胆嚢全層切除，領域リンパ節郭清
- 進展度診断：T2（SS以深），cStage Ⅱ

病理所見

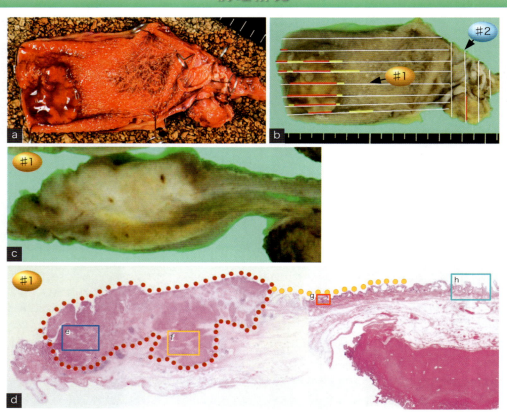

a：新鮮標本．胆嚢底部に3.4×2.7 cm大の結節状隆起病変を認める．b：固定標本と腫瘍マッピング（赤：浸潤癌，黄：上皮内癌）．c, d：割面#1の肉眼像とルーペ像．筋層を越える白色充実性腫瘍を認め，体部側に上皮内癌が広がる（赤点：浸潤癌，黄点：上皮内癌）．

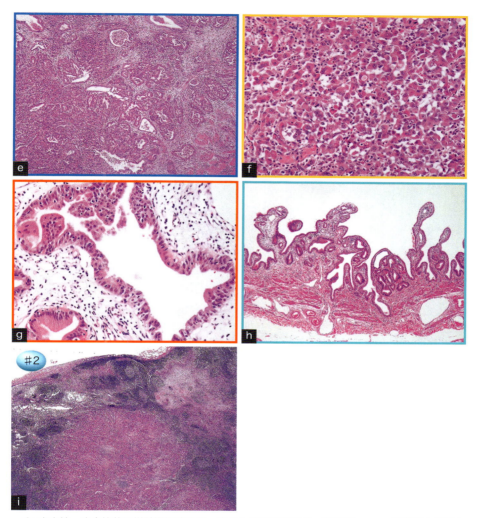

e, f：充実性，癒合管状に増殖浸潤する低〜中分化腺癌を認める．深達度ss．g：浸潤癌と連続し上皮内癌の広がりを認める．h：背景粘膜には膵・胆管合流異常に伴う過形成性変化を認める．i：リンパ節#12cに低分化腺癌を認め転移陽性．

最終病理診断

　膵・胆管合流異常を背景にした胆囊癌．底部に深達度SSの浸潤癌を認め，体部に上皮内癌の広がりを伴っていた．背景粘膜は過形成性で，合流異常による変化である．胆囊管リンパ節（#12c）に転移が認められた．

▶ 胆囊癌 (Adenocarcinoma of the gallbladder)
Gf, nodular-expanding, INFα, ly1, v1, pn0, pHinf0, pBinf0, PV0, A0, pT2（ss）, pN1（#12c）, pStage ⅢB, pCM0, pEM0．

▶ 膵・胆管合流異常による胆囊粘膜過形成

CPC ディスカッション　Q & A

Q1 本例において癌の深達度を反映した画像所見は？

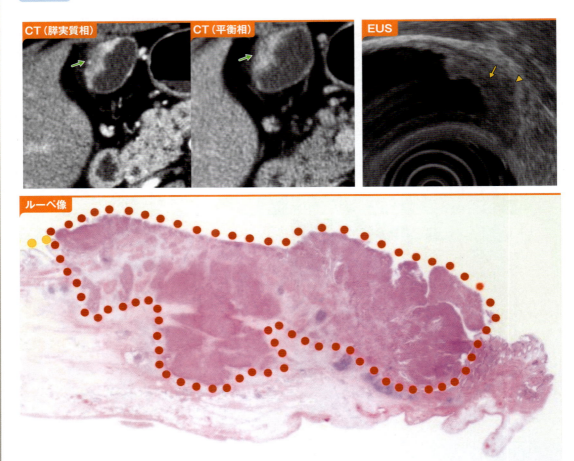

A CTでは膵実質相から壁肥厚部に造影効果を認めるが，粘膜面で造影効果がより強く，壁内では淡い造影効果（→）を示し，平衡相にかけて壁内も遅延濃染（→）を呈している．遅延濃染は線維化を有する病変を示しており，浸潤癌を疑う所見である．さらに，EUSでは結節状隆起を示す領域では病巣深部のエコーレベルの低下（→）と外側高エコー層への腫瘍エコーの入り込み所見（▷）がみられ，SS以深への癌浸潤を疑う重要所見である．実際のルーペ像と比較し，忠実に描出されていると考える．

Q2 リンパ節転移は術前に診断可能であったか？

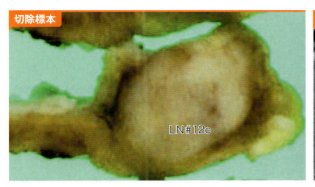
切除標本
LN#12c

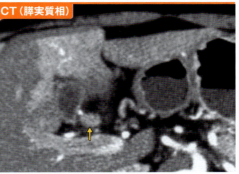
CT（膵実質相）

A 本例では，胆嚢管近傍のリンパ節（#12c）に転移がみられたが，術前には指摘されていなかった．しかし，CTの見直しにて胆嚢管近傍に造影効果を有する10 mm未満の小結節（⇒）を認めており，これが病理で指摘されたリンパ節転移であったと考える．

Q3 術式は妥当であったか？

A 本例は胆嚢底部の胆嚢癌であり，進行癌であるもののリンパ節転移を指摘しなかったことから，拡大胆嚢摘出術を選択した．また，分流目的の肝外胆管切除については，非拡張型の膵・胆管合流異常であることから考慮しなかった．
一方，SS胆嚢癌に対してはリンパ節郭清を目的として肝外胆管を合併切除するという意見もあり，この点に関しては現時点ではコンセンサスは得られていない．
ただし，肝外胆管切除で郭清できるリンパ節領域は限られており，十分な郭清を要する場合には肝右葉切除あるいは膵頭十二指腸切除を考慮すべきである．
本例においても，術前にリンパ節腫大を指摘しFNA等で転移を診断していれば，肝十二指腸間膜内リンパ節郭清を付加する目的で肝外胆管切除を選択していたと考える．

> **! 本例から学ぶべきポイント**
> 1. 胆嚢癌の深達度診断では，CTによる腫瘍内の造影態度とEUSによる腫瘍のエコーレベル，層構造の評価を詳細に検討する必要がある．
> 2. 胆嚢に異常を認めた場合には，膵・胆管合流異常の有無を評価する必要がある．

Case 29　胆嚢ポリープの増大

- 69歳，女性．
- 胆嚢ポリープにてフォロー中，増大傾向を認めた．

CPCのポイント

1. 診断は？
2. 治療法は？

画像所見

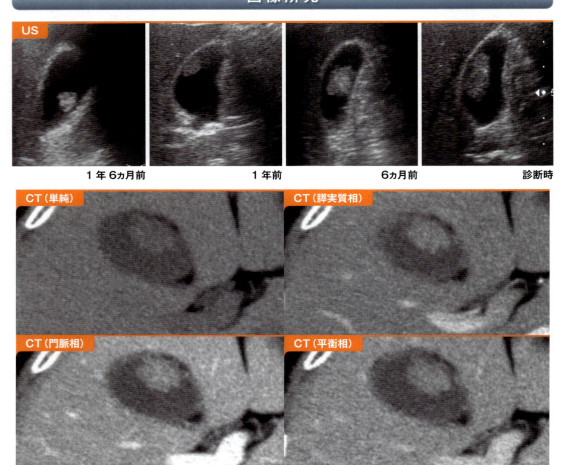

USにて胆嚢体部に有茎性のポリープがみられ，半年ごとの経過観察を行っていた．1年6ヵ月前が12 mm，1年前13 mm，半年前15 mm，今回20 mmと増大傾向を示している．
CTでは単純でポリープがやや高吸収として描出されており，膵実質相から均一な造影効果を示し，門脈相，平衡相と持続している．

Case 29 胆嚢ポリープの増大

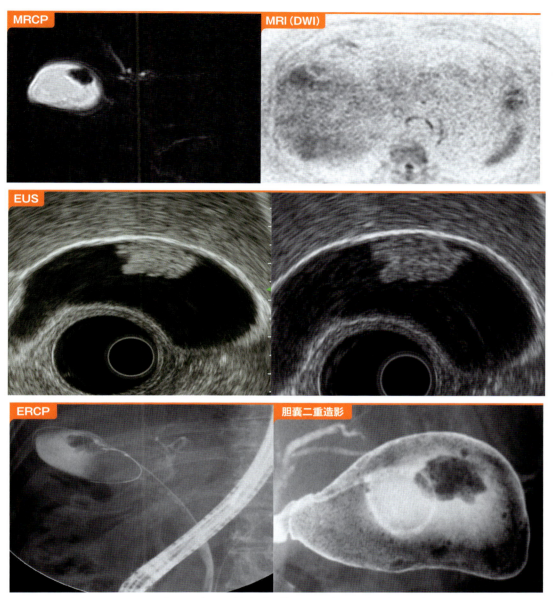

　MRCPでは胆嚢内にsignal defectとしてポリープを認識可能であるが，MRI（DWI）では高信号を示す領域を認めなかった．EUSではポリープの表面に凹凸がみられ，乳頭状増生を疑う．内部エコーは比較的均一であるが，小さな無エコー域が散在性にみられる．基部は明確には描出されていないが，大部分が浮いた状態であり，Ip型もしくは基部がやや太いIsp型と判断した．ERCPで内視鏡的胆嚢ドレナージ（ENGBD）チューブを留置し，胆嚢二重造影を行った．表面に凹凸を伴う隆起性病変で模様は比較的均一であり，側面変形や硬化所見は認めなかった．

画像診断のまとめ

　増大傾向を示す有茎性の胆嚢ポリープである．単純CTで病変が描出されており，コレステロールポリープは否定的であり，腫瘍性病変を考える．画像所見から，明らかな浸潤癌の所見を認めず，胆嚢腺腫あるいは早期の胆嚢癌を疑う．

術前病理診断

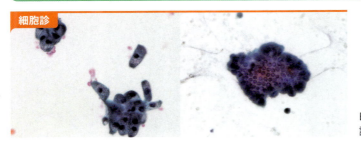

細胞診

ENGBD留置下洗浄細胞診を施行．細胞診：3回提出したが，いずれも陰性であった．

臨床診断と術式

- 術前診断：胆嚢ポリープ（胆嚢腺腫疑い）
- 術式：腹腔鏡下胆嚢摘出術

病理所見

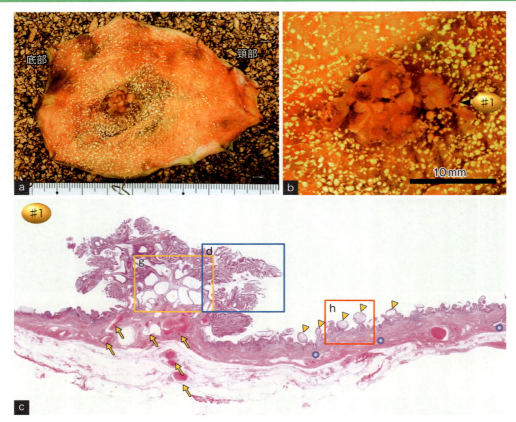

a：半固定後の肉眼像．胆嚢を腹腔側で切開し，水浸下で観察．b：拡大像．胆嚢体部に14×11 mm大の亜有茎性乳頭状隆起性病変を認める．背景の胆嚢粘膜には黄色調顆粒状変化がみられ，コレステローシスの所見である．c：割面#1（病変最大面）のルーペ像．密な乳頭状に増殖する亜有茎隆起性病変である．基部に小嚢胞状の拡張管状構造がみられ，壁内には拡張した血管（⇒）が増生している．粘膜固有層間質にコレステローシス（▷）が目立つ．胆嚢固有筋層の肥厚と間質の線維化，Rokitansky-Aschoff洞（●）を認め，慢性胆嚢炎を伴う．

Case 29 胆嚢ポリープの増大

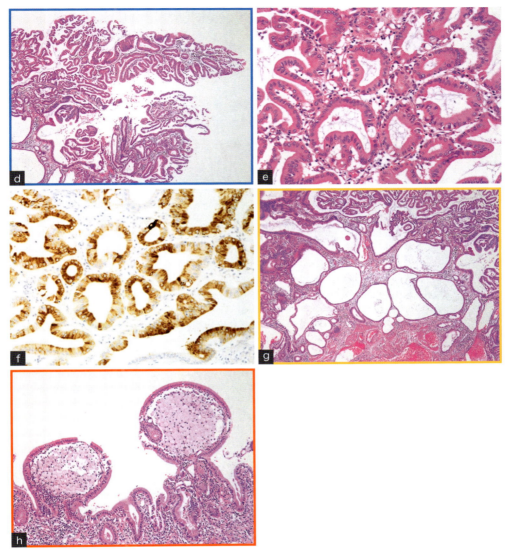

d, e：軽度異型の腫瘍細胞が乳頭状, 管状に増殖する管状乳頭状腺腫の像である. f：腫瘍細胞はMUC6陽性で, 胃幽門腺型 (pyloric gland type) の粘液形質を呈し, 幽門腺型腺腫に分類される. g：隆起基部に小囊胞状に拡張する腫瘍腺管を認める. 癌化した領域はみられず, Ki-67標識率は2～3％であった. h：コレステローシス. 粘膜固有層に脂質を貪食した泡沫状組織球が結節状に集簇している. 肉眼像での黄色調は脂質を反映している.

最終病理診断

胃幽門腺類似の異型軽度な腫瘍性上皮の乳頭状, 管状の増殖から, 幽門腺型腺腫と診断した.

▶ 胆嚢幽門腺型腺腫 (Pyloric gland type adenoma)

▶ コレステローシス (Cholesterosis)

CPC ディスカッション　Q & A

Q1 EUSでみられた腫瘍内部の無エコー域は何を反映していたか？

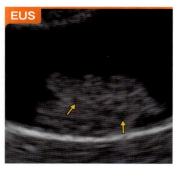
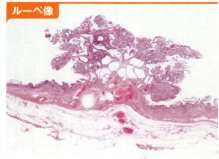

A EUSでのポリープ内部の無エコー域（➡）は，病理組織学的には拡張した腺管構造を反映していると考える．このポリープ内部の微小無エコー域の存在は，腺腫に特徴的な所見とする報告もある．

Q2 単純CTにてポリープが描出されている意義は？

A 癌や腺腫などの腫瘍性病変は単純CTにてやや高吸収域として認識される．これに対し，コレステロールポリープ等の非腫瘍性病変は低吸収となる傾向にある．本例においても単純CTでやや高吸収域として認識可能であり，このことが腫瘍性病変を示唆する一つの所見である．

Q3 胆嚢腺腫の種類は？

A 胆嚢腺腫は固有上皮型と化生型に大別され，うち化生型は幽門腺型／腸型／混合型に分類される．胆嚢の有茎性腺腫のほとんどは幽門腺型（pyloric gland type）であり，悪性化率が高いことが報告されている．

❗ 本例から学ぶべきポイント

1. 胆嚢ポリープの鑑別診断には，茎の状態と単純CTでの描出の有無の判断が重要となる．
2. 超音波所見の内部の微小無エコー域の存在は，腺腫を疑う重要所見の可能性がある．

COLUMN　膵頭部癌と遠位胆管癌

　筆者がまだ駆け出しの外科医だったころ，膵頭部癌と遠位胆管癌の違いがよくわからなかった．「膵頭部にできた癌なら膵癌も遠位胆管癌も含めて膵頭部癌っていうのかな？」とか，「どっちでも膵頭十二指腸切除だし……」とか考えていて，正直全く理解していなかった．今は亡き近藤哲先生のグループで勉強するまでは．

　この二つの疾患は，予後も違えば治療法も違う．膵頭部癌は手術＋術後補助化学療法の治療が確立し，今はNACのstudyが行われているのに対して，胆管癌は術後補助化学療法の有効性に対するstudyが行われている最中である．さらには術式だって違う．膵頭部癌は膵臓を切る位置に，胆管癌は胆管を切る位置にこだわらなければならない．よって胆管癌の手術の場合は胆管を最後に切る……など，今となっては常識であるが．

　術前診断によって術式が決まり，さらにその病理組織を消化器内科医，外科医，病理医が集まってカンファレンスすることで，さらなる診断能の精度を高める．それが手稲渓仁会病院のCPCである．外科医は，消化器内科医の精密な病変の局在診断に基づき手術術式を決定するとともに，計画した切離ラインを的確に切離する技術が求められる．切離ラインが決定することで術式も決定する．最たる疾患が肝門部領域胆管癌である．胆管をどこで切らなければならないかを考えることで，肝右葉尾状葉切除で取り切れるのか，それとも肝右3区域切除が必要なのかが見えてくる．

　近藤先生がお亡くなりになるぎりぎりまで胆膵のことをともに学ばせていただき，気がつけば今日まで胆膵を専門に勉強してきた．そして今は消化器内科医の真口先生，外科医の安保先生のもと，精進の日々である．

〈高田　実〉

Case 30　胆嚢良性ポリープ？

- 66歳，男性．
- 健診のUSにて胆石と20 mmの胆嚢ポリープを指摘され受診．

CPCのポイント

1. 診断は？
2. 治療法は？

画像所見

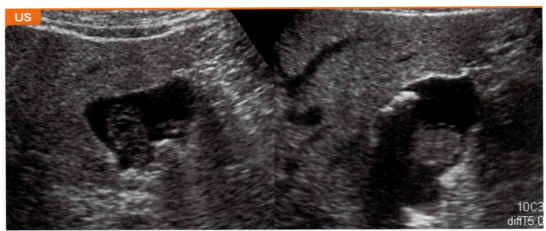

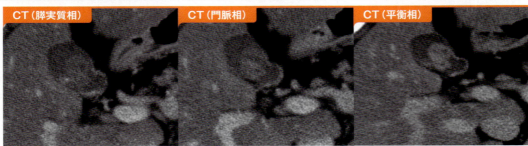

USでは，胆嚢体部に胆石と表面平滑でややエコーレベルの低い2 cm大の有茎性ポリープを認める．単純CTは撮像されていなかった．CTの膵実質相でポリープには淡い造影効果がみられ，門脈相から平衡相にかけて遅延性に濃染するパターンを呈している．また，ポリープ内部に造影されない領域を認める．

Case 30 胆嚢良性ポリープ？

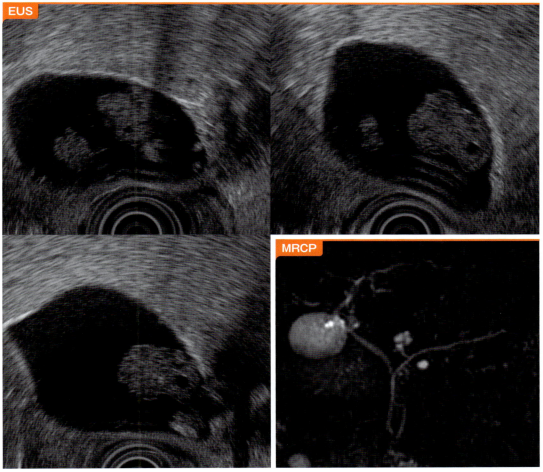

　EUSでは輪郭はやや凸凹を伴うが，表面平滑なポリープとして描出される．ポリープは2個存在し，結石もみられる．大きいほうのポリープの基部は明確には描出されていないが，大部分は浮いた状態であり，細い茎を有する有茎性ポリープと考える．内部エコーは均一な低エコーを呈するが，一部に囊胞状の無エコー領域を有している．
MRCPでは胆嚢内の病変の指摘はできない．胆管に異常所見はないが，膵体部に小さな分枝拡張がみられる．

画像診断のまとめ

　胆嚢体部に輪郭に凹凸を伴う，表面平滑な有茎性ポリープを2個認め，コレステロールポリープ等の良性ポリープを疑う．径が2 cmを超えていること，ポリープの内部が低エコーを示すことから，胆嚢腺腫あるいは早期胆嚢癌を否定できない．

術前病理診断
施行せず.

臨床診断と術式
● 術前診断：胆囊良性ポリープ　　　● 術式：腹腔鏡下胆囊摘出術

病理所見

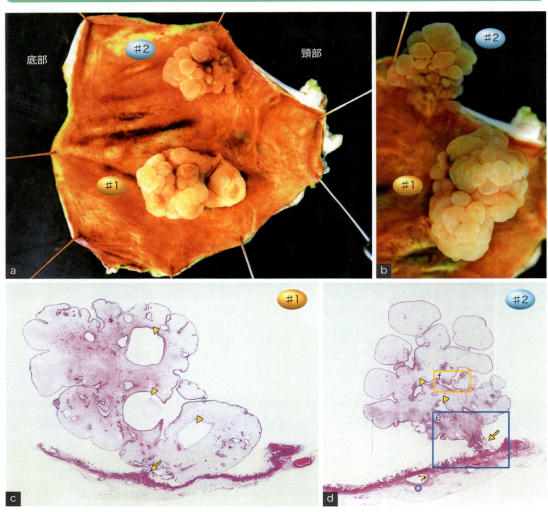

a，b：胆囊半固定標本．胆囊を腹腔側で切開し，水浸下で角度を変えながら観察している．胆囊体部肝側に2.7×2.0×1.7 cm大（#1）と，腹腔側に1.6×1.6×1.6 cm大（#2）の表面分葉状，平滑な有茎性ポリープの多発を認める．褐色調で柔らかい印象を受ける．c：ポリープ#1のルーペ像．d：ポリープ#2のルーペ像．いずれも同様の所見を示す．細い索状の茎（→）を有する．分葉状のポリープ表面は単層の上皮に覆われ，上皮下は細胞成分に乏しい，疎な間質が広く介在する．内部には大小の囊胞様構造（▷）がみられる．背景の胆囊壁に軽度の固有筋層肥厚とRokitansky-Aschoff洞（●）が散見され，慢性胆囊炎の所見である．

Case 30 胆嚢良性ポリープ？

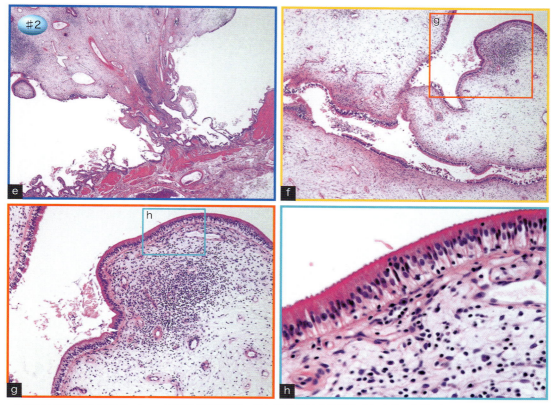

e：細い索状の茎を有する．f, g：間質は浮腫状で，疎な線維性結合組織と毛細血管の増生がみられる．巣状に単核球が集簇している．h：ポリープ表層は異型に乏しい単層の胆嚢固有上皮に被覆される．上皮の腫瘍性増殖や間質の泡沫状組織球集簇はみられない．線維性ポリープの所見である．

最終病理診断

　有茎性の分葉状ポリープで，表面は単層の胆嚢固有上皮により被覆されており，間質は浮腫状の疎性結合織からなる．内部に囊胞様構造がみられる．線維性ポリープと診断した．

▶ 胆嚢線維性ポリープ (Fibrous polyp of the gallbladder)

CPC ディスカッション　Q&A

Q1 本例で線維性ポリープを診断するポイントは？

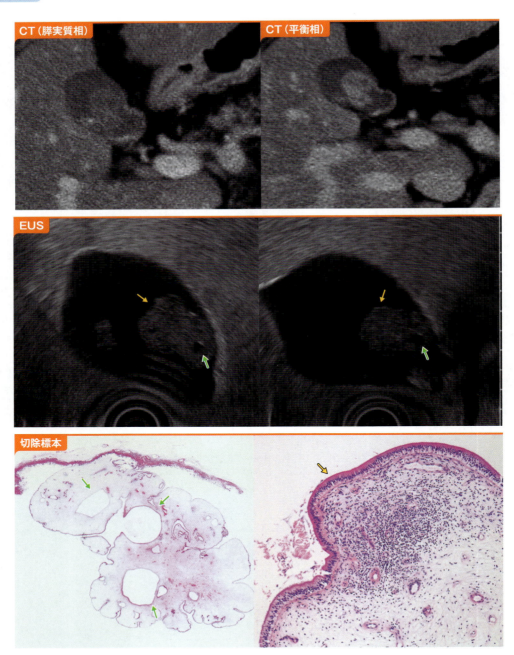

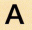 本病変は間質は浮腫状であるが，疎な線維性結合織と毛細血管の増生がみられており，造影CTでの遅延濃染パターンに繋がっている．また，EUSで輪郭は凹凸を伴うものの表面平滑であり，ポリープ表面を縁取る高エコーが線状（high echo line：➡）に認められている．病理学的にもポリープの表面が胆嚢固有上皮で被覆（➡）されており，本所見が線維性ポリープの特徴と考えられる．間質には浮腫性の疎な結合織と大小の囊胞構造（➡）がみられ，EUSでの無エコー域（➡）に相当しており，特徴の一つと考えられる．

Q2 胆囊の良性ポリープにはどのようなものがあるか？

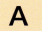 腺腫・腺癌を除く良性の胆囊ポリープには，コレステロールポリープ，過形成性ポリープのほか，線維性ポリープ，肉芽性ポリープがある．

	臨床的特徴	病理学的特徴
コレステロールポリープ	・桑実状で高エコースポットを伴う ・有茎型では細い茎を有する	・コレステロールを貪食したマクロファージの集簇（泡沫細胞） ・亜有茎性，有茎性，桑実状，黄色調 ・表面は過形成を伴う胆嚢固有上皮で覆われる
過形成性ポリープ	・膵・胆管合流異常などの慢性炎症を背景に発生 ・US, EUSにて表面整で小結節状 ・Ip型のものは胆囊癌に類似する所見を呈することもある	・固有上皮型：胆囊固有上皮の乳頭状増殖/桑実状，有茎性 ・化生上皮型：化生性上皮の増殖/広基性，多発，白色調
線維性ポリープ	・ポリープ表面に縁取り高エコー（high echo line），内部に無エコー域を呈する	・褐色調，表面分葉状，亜有茎性 ・葉状の浮腫状の疎性結合織からなる ・表面は胆囊固有上皮により被覆される
肉芽性ポリープ	・急性胆囊炎，亜急性胆囊炎に合併 ・表面平滑で低エコーを呈する ・大きなものは胆囊癌に類似した所見を呈することもある	・上皮を欠く炎症性肉芽組織

❗ 本例から学ぶべきポイント

1. CTでの遅延濃染とUS, EUSによる表面の縁取り高エコー（high echo line），内部の囊胞状の無エコー域がみられれば線維性ポリープを疑う．

Case 31　胆嚢底部の隆起性病変？

- 77歳，男性．
- 直腸癌術後フォロー中．胆嚢底部の隆起性病変を指摘．

CPCのポイント

1. 隆起性病変は胆嚢腺筋腫症（ADM）でよいか？
2. 悪性腫瘍の併存は？

画像所見

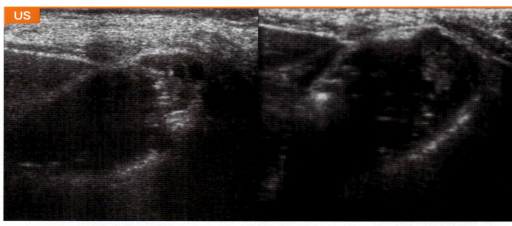

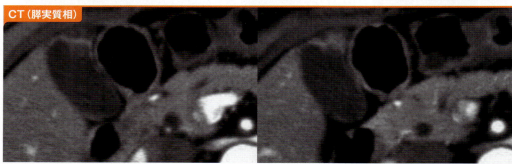

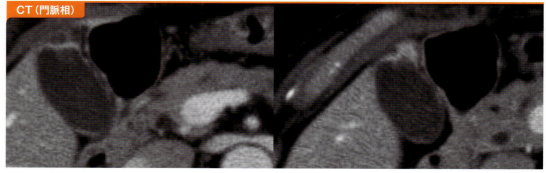

USにて胆嚢底部に限局する隆起性病変を認め，内部にはRASの拡張と考えられる無エコー領域がみられる．CTの膵実質相で胆嚢底部に造影効果を有する部位と造影されない領域をもつ壁肥厚を認める．粘膜側は線状に造影され，門脈相まで持続しており，fundal typeの胆嚢腺筋腫症（ADM）を第一に疑う．ただし，粘膜側の一部に淡く造影される領域がみられる．

Case 31 胆嚢底部の隆起性病変？

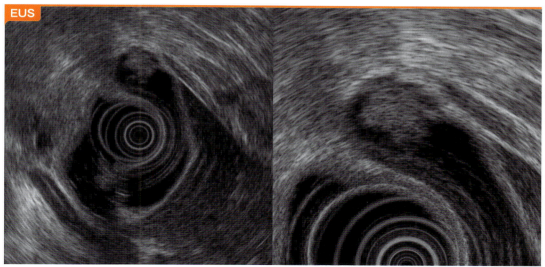

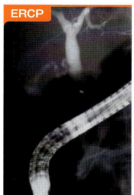

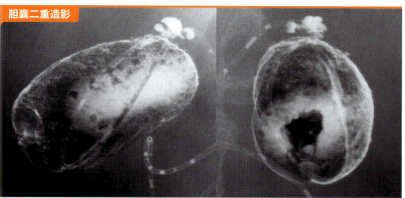

EUSでは胆嚢底部に壁肥厚を認め，内部にRASの拡張と考えられる嚢胞状の無エコー域と比較的均一な実質エコーがみられ，fundal typeのADMを疑う．この壁肥厚部の直上の粘膜側に乳頭状の隆起性病変を認める．
ERCPを施行し，内視鏡的経鼻胆嚢ドレナージ（ENGBD）チューブを胆嚢内に留置し，二重造影を行った．胆嚢二重造影では胆嚢底部に表面平滑な粘膜下腫瘤様隆起を認め，その頂部に軽度の凹凸を伴う隆起性病変がみられる．壁の硬化所見は認めない．

画像診断のまとめ

胆嚢底部に限局する壁肥厚性病変であり，壁内にはRASの拡張を示唆する所見を認めることから，fundal typeのADMが存在している．
そのADMの直上の粘膜側に乳頭状隆起を認め，ADMに合併した胆嚢癌を疑う．
明らかな壁内浸潤の所見を認めず，深達度MまたはMPまでの早期癌と考える．

術前病理診断

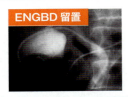

ENGBD留置下洗浄細胞診を施行．細胞診に3回提出したが，悪性所見は得られなかった．

臨床診断と術式

- 術前診断：ADM合併胆嚢癌
- 術式：胆嚢全層切除，領域リンパ節郭清
- 進展度診断：T1（MまたはMP），cStage I

病理所見

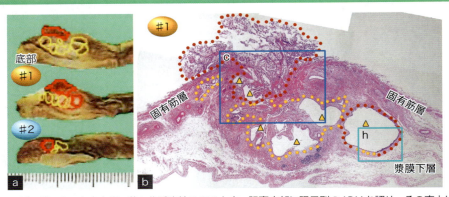

a：割面のマッピング．赤：上皮内癌，黄：非腫瘍性のRAS上皮．胆嚢底部に限局型のADMを認め，その直上に乳頭状結節病変を認める．b：割面#1のルーペ像．固有筋層から漿膜下層に拡張したRAS（▲）の集簇と周囲間質の線維増生により，胆嚢壁は限局性に肥厚している．限局型（底部型）ADMの所見である．その直上の胆嚢粘膜に10 mm大の乳頭結節状に増殖する乳頭腺癌（赤点）を認め，固有筋層から漿膜下層のRASに上皮内進展（mRAS-ss）する．黄点：非腫瘍性のRAS上皮．

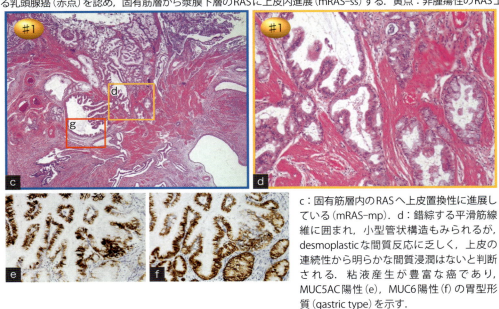

c：固有筋層内のRASへ上皮置換性に進展している（mRAS-mp）．d：錯綜する平滑筋線維に囲まれ，小型管状構造もみられるが，desmoplasticな間質反応に乏しく，上皮の連続性から明らかな間質浸潤はないと判断される．粘液産生が豊富な癌であり，MUC5AC陽性（e），MUC6陽性（f）の胃型形質（gastric type）を示す．

Case 31 胆嚢底部の隆起性病変？

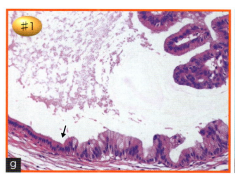
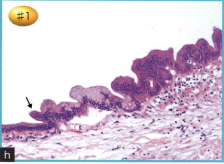

g, h：漿膜下層のRAS内へ上皮置換性に進展している（mRAS-ss）．異型のないRAS上皮とフロント（→）を形成し，粘液産生豊富な高円柱状腫瘍細胞が，低乳頭状に上皮置換性に増殖する．

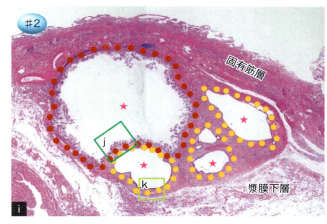
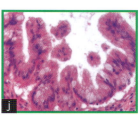
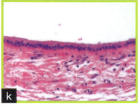

i：割面#2のルーペ像．胆嚢粘膜表層には病変はないが，漿膜下層の拡張したRAS（★）内に乳頭状増殖する癌（赤点）の進展を認める．黄点：非腫瘍性のRAS上皮．j：低乳頭状に増殖する低異型度の癌．細胞内粘液が豊富なため，N/C比が低く見えるが，核は類円形に腫大し，核小体もみられる．所々で核が管腔側に躍り上がるような極性の乱れがみられ，上皮内癌と判断した．k：隣合うRASの上皮には異型はみられない．

最終病理診断

胆嚢底部の限局型ADM直上の粘膜に発生し，RAS内進展した乳頭腺癌．上皮内癌が漿膜下層のRASまで上皮置換性に進展していたが，間質浸潤はみられなかった．

▶ 限局型胆嚢腺筋腫症に合併した胆嚢癌（Adenocarcinoma of the gallbladder associated with adenomyomatosis, fundal type）
Gf, papillary type, 1.0 cm, pap, pTis (m-RASss), ly0, v0, ne0, cN0, Stage 0, pCM0, pEM0, R0.

CPC ディスカッション　Q&A

Q1 本例でADMと癌を画像で区別することは可能か？

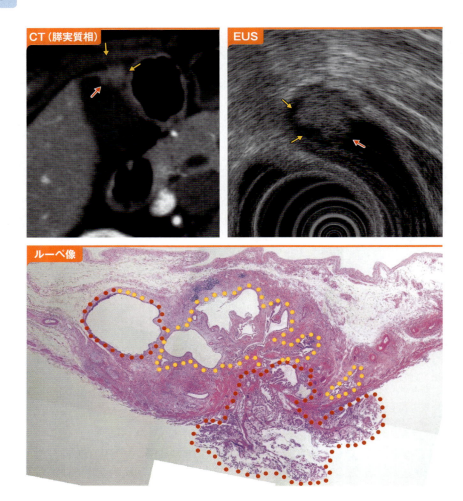

A CTの膵実質相，EUS画像との対比のためにルーペ像を上下反対にして並べた．赤点：上皮内癌，黄点：非腫瘍性（RAS）上皮．CTでの造影不良域（➡）とEUSでの無エコー域（➡）は病理学的にはRASを反映している．CTでの粘膜側の淡い造影効果を示す領域（➡）とEUSでのADM直上の粘膜側の隆起（➡）が乳頭腺癌に相当しており，術前診断は可能と考える．

Case 31 胆嚢底部の隆起性病変？

Q2 本例における癌の発生母地はどこか？

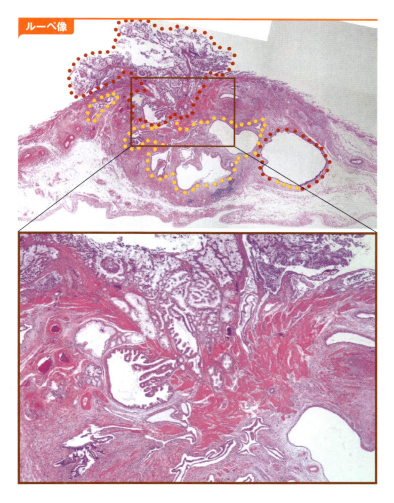

A 本例では粘膜側とRAS内に癌（赤点）が分布しており，癌が胆嚢内腔の粘膜から発生したか，あるいはRAS内の上皮から発生したかが問題となる〔黄点：非腫瘍性（RAS）上皮〕．一般に胆嚢癌は胆嚢内腔の粘膜から発生し，RAS内発生は少ないと考えられている．本例も粘膜側のⅡa状に隆起した部分が主腫瘍と考えられ，RAS直上の粘膜から発生し，RAS内に上皮内進展した乳頭腺癌と考えるのが妥当である．

❗ 本例から学ぶべきポイント

1. ADMには胆嚢癌が合併することがある．
2. ADM合併胆嚢癌の診断のためには，ADM直上の粘膜側を詳細に観察する必要がある．

Case 32　胆嚢壁肥厚部の増大

- 69歳，男性．
- 胆嚢体底部の胆嚢腺筋腫症（ADM）としてフォロー中．壁肥厚部の増大．

CPC のポイント

1. ADM による壁肥厚か？
2. 癌の合併は？

画像所見

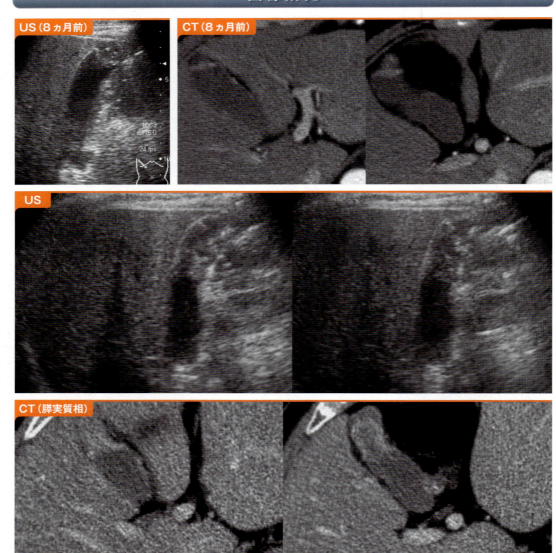

8ヵ月前のUS，CTでは胆嚢底部に壁肥厚を認め，胆嚢腺筋腫症（ADM）と診断した．今回精査時のUSでは，胆嚢底部の壁肥厚部の体部側への増大を認める．肥厚部内には高エコーとcomet signがみられ，明らかな腫瘍性変化とはとらえられない．CTでは肥厚部の粘膜側が造影されているが，線状ではなく，やや厚く造影されており，腫瘍性変化の可能性を否定できない．

Case 32 胆嚢壁肥厚部の増大

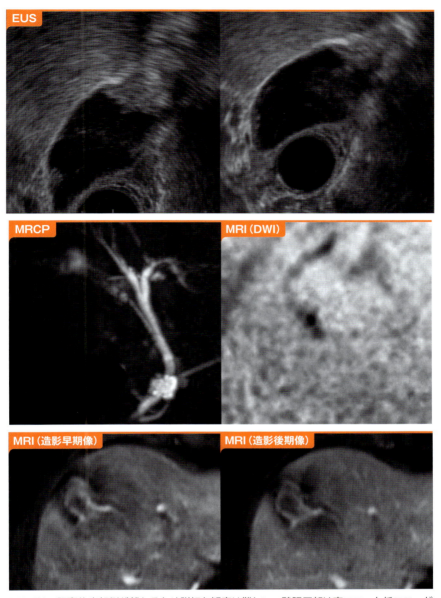

EUSでは，胆嚢体底部側が離れるため詳細な観察は難しい．壁肥厚部は高エコーと低エコーが混在しているが，粘膜側の表面は比較的平滑である．明らかな無エコー域がみられないことから，RAS内にdebris等が貯留した炎症の影響を考えた．MRCPでは胆嚢体底部の内腔は縮小消失し，頸部側のみ内腔があり高信号となっている．MRI（DWI）では壁肥厚部に明らかな高信号域を認めなかった．造影MRIでは，早期相で胆嚢粘膜側が造影され，後期まで持続している．胆嚢体底部の壁肥厚内部に淡い造影効果を認めるが，明らかな腫瘍性変化とはとらえられない．

画像診断のまとめ

8ヵ月の経過で増大した胆嚢壁肥厚であり，癌の可能性は完全には否定できない．
ただし，ADMがbaseにあること，US，EUSにて壁内のエコーレベルが高いことから，感染等によるdebris貯留の可能性があり，炎症性変化が強いと考えた．

術前病理診断

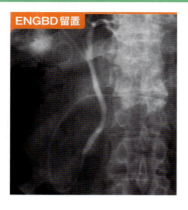

ENGBD留置下洗浄細胞診を施行．細胞診では悪性所見は得られなかった．

臨床診断と術式

- 術前診断：胆嚢ADM（RAS内感染を伴う）
- 術式：胆嚢床切除術，領域リンパ節郭清，肝部分切除（S4，術中に結節あり）

病理所見

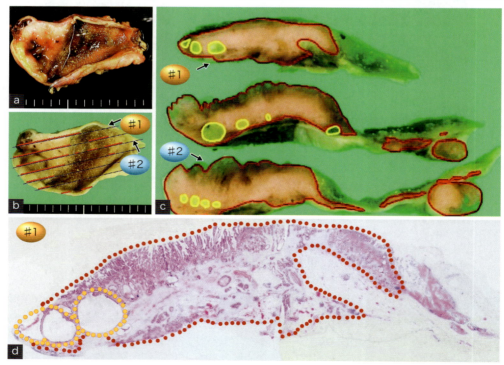

a：新鮮標本．b：腫瘍マッピング．c：割面像．胆嚢体底部に境界不明瞭な壁肥厚を認める．d：割面#1のルーペ像．赤点：浸潤癌．黄点：上皮内癌のRAS内進展．

Case 32 胆嚢壁肥厚部の増大

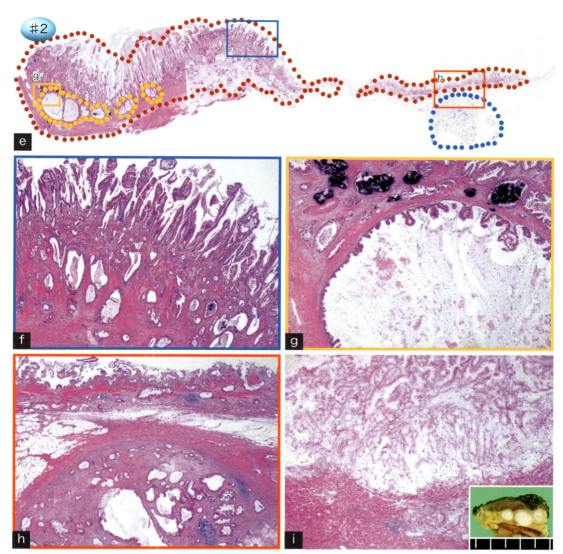

e：割面#2のルーペ像．赤点：浸潤癌，黄点：RAS内進展，青点：#12cリンパ節．乳頭腺癌～高分化管状腺癌がすだれ状に固有筋層以深へ浸潤している．浸潤はあるものの壁構造は比較的保たれている．底部には拡張したRASが多くみられる．f：粘膜内は乳頭腺癌主体で，浸潤部で高～中分化管状腺癌に移行．g：拡張したRASに上皮内癌の進展を認める．h #12cリンパ節転移．i：肝S4転移．inset：割面肉眼像．

最終病理診断

　深達度SSの胆嚢癌で，リンパ節転移と肝転移を伴う．ADMを背景に発生した胆嚢癌の可能性がある．

▶ 胆嚢癌（Adenocarcinoma of the gallbladder）
Gfnb, circ, papillary-infiltrating type, 6.8×4.0 cm, pap＞tub1＞tub2, pT2（SS）, int, INFb, ly2, v2, ne1, pN1, pM1（Hep）, fStage IVB. pCM0, pEM1.

CPC ディスカッション　Q&A

Q1 本例で癌の併存を診断できなかった理由は？

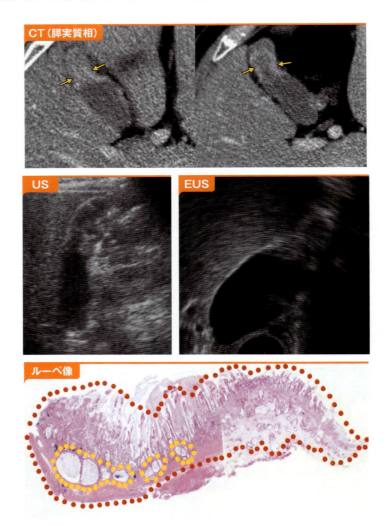

A ADMは，造影CTにて粘膜側が線状に造影されるが，本例では壁肥厚部が厚く造影（⇒）されており，癌の存在を示唆する所見である．US，EUSでは低エコーの中に高エコーがみられる壁肥厚であり，囊胞状のRASがはっきりせず，この点も癌を疑うべき所見の一つである．

しかし，内腔に隆起や不整がみられなかったこと，以前からADMが指摘されていたことから，RAS内の感染により，炎症性の変化をきたした可能性を考えた．病理学的にも粘膜側の乳頭腺癌はすだれ状の構造を呈し，内腔の凹凸が少なく，また胆囊壁の層構造の破壊も少なく，これらの特徴が術前診断を難しくした要因と考える．

Case 32 胆嚢壁肥厚部の増大

Q2 胆嚢壁肥厚部の以前の画像所見はどうだったか？

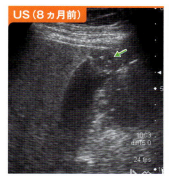 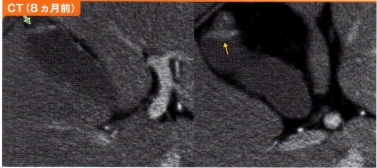

A 8ヵ月前のUS，CT画像を見直してみると，胆嚢底部に限局した壁肥厚であり，壁肥厚部内にRASを反映してUSで無エコー域（➡），CTでの造影不良域（➡）を認め，ADMの所見はある．ただし，造影CTで粘膜側の線状の造影領域の中央がやや厚く（➡）描出されており，この点に注目してEUSを施行していれば診断できていた可能性がある．

Q3 リンパ節転移，肝転移は術前画像で指摘可能か？

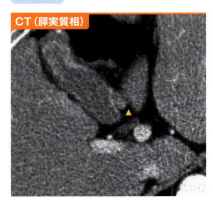 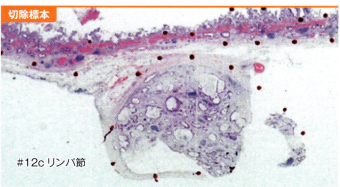

#12c リンパ節

A リンパ節転移は#12cにみられており，CTの見直しでは胆嚢頸部に隣接した造影効果を有する腫瘤（▲）として指摘は可能である．しかし，胆嚢炎などの炎症性変化でもリンパ節の軽度腫大はみられるため，腫大リンパ節を指摘できても転移か否かの鑑別は困難である．一方，肝転移については，US，CTでは明らかな結節としての指摘は困難であった．ただし，EOB-MRIを撮像していれば指摘しえた可能性はあると考える．

> **本例から学ぶべきポイント**
> 1. ADMの経時的な変化は癌の合併を疑う必要がある．
> 2. ADM壁肥厚部内のRASの描出不良は，癌の併存を疑う重要な所見である．

ミニレクチャー 11

胆嚢腺筋腫症（ADM）合併胆嚢癌
Gallbladder cancer with adenomyomatosis

- 胆嚢腺筋腫症（ADM）は良性疾患であり，経過観察となる例が多い．
- 一方，発癌のリスクについては以前から指摘されており，徐々に報告が増えてきている．

1 ADM合併胆嚢癌の発生部位

　ADMはfundal type，segmental type，generalized typeの3型に分類されるが，fundal typeとsegmental typeに多い．
　胆嚢癌は，Rokitansky-Aschoff洞（RAS）上の胆嚢粘膜から発生したと考えられる例が多い．

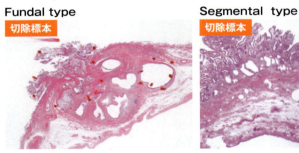

しかし，少数ではあるが下図のようにRAS内から発生したと考えられる例もある．

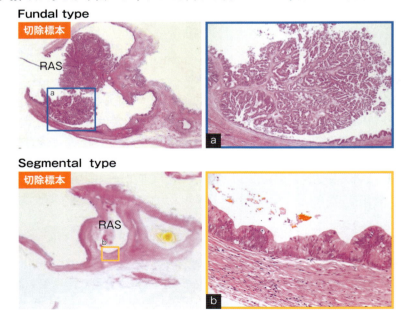

2 Fundal type ADM合併胆嚢癌

胆嚢底部のRASの存在する粘膜側に癌が発生する例が多く，広範囲進展例は少ない．

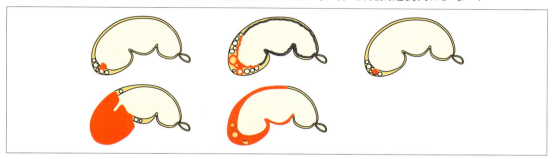

3 Segmental type ADM合併胆嚢癌

くびれのある領域のRAS部の粘膜側に癌が発生し，底部側に広範囲に広がる例が多い．

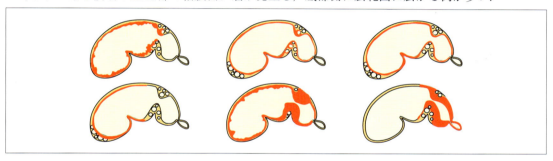

Fundal type

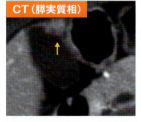
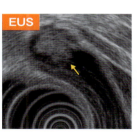

Segmental type

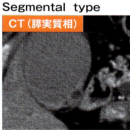
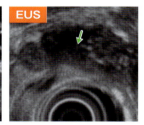

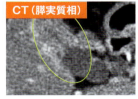
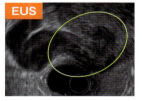

> 画像所見のポイント
>
> RAS直上の隆起の存在が癌を疑う所見であり，CTでの粘膜側の凹凸（➡），EUSでの隆起の存在（➡）に注意する．胆嚢壁の肥厚（➡）とRASの消失（◎）も癌を疑う重要な所見である．

Case 33　短期間での胆嚢壁肥厚の出現

- 78歳，男性．
- 胆嚢炎にて保存的加療．2ヵ月後に壁肥厚出現．
- 血液検査所見：CA19-9 600.5 U/mL．

CPCのポイント

1. 診断は？
2. 治療法は？

画像所見

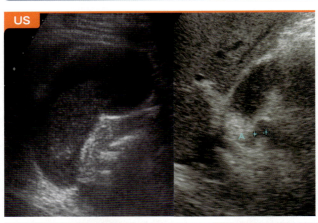

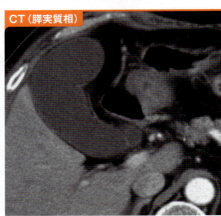

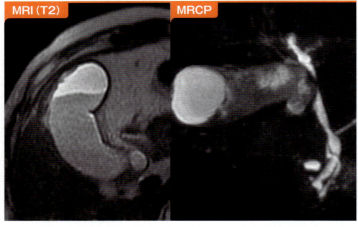

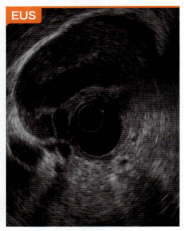

USでは胆嚢内に胆泥貯留と胆嚢体部の軽度の壁肥厚，頸部には胆石を認め，胆石胆嚢炎の所見と考える．CTでは胆嚢壁肥厚は明らかではないものの，胆嚢は著明に腫大しており胆嚢炎に矛盾しない．MRIのT2では，胆嚢壁内の一部に高信号域を認め，胆嚢炎による壁内微小膿瘍を疑う．MRCPでは，胆泥貯留を伴う胆嚢腫大と胆嚢炎の波及によると思われる胆管の圧排を認める．EUSでは胆泥貯留とわずかな壁肥厚を認める．

この時点で胆嚢ドレナージが必要と考え，内視鏡下経鼻胆嚢ドレナージ（ENGBD）を提案したが，症状が治まっていることと患者本人の事情により，2ヵ月後に再検する方針となった．

Case 33 短期間での胆嚢壁肥厚の出現

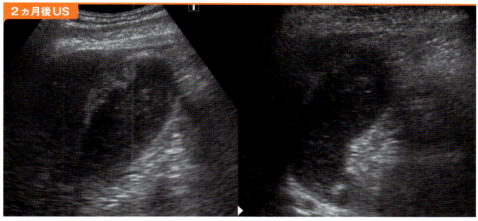

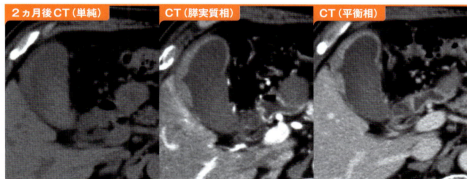

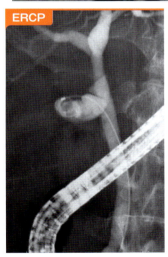

2ヵ月後のUSでは胆嚢体部の壁肥厚は増強し，範囲も明らかに拡大している．一部外側高エコー層の断裂と壁外に突出する低エコー域がみられる．CTでは，単純相で胆嚢体部の壁肥厚部はやや高吸収を示し，膵実質相で比較的均一に造影され，遅延濃染を呈している．ERCPを行い，ENGBDを試みたが，胆嚢頸部に結石が嵌頓しており，ガイドワイヤが胆嚢内に誘導できず，チューブ留置が困難であった．

画像診断のまとめ

短期間で胆嚢壁肥厚の増強と範囲が拡大しており，胆嚢頸部結石があったことから黄色肉芽腫性胆嚢炎（Xanthogranulomatous cholecystitis：XGC）の可能性が考えられる．
ただし，CA19-9が高値であったこと，壁肥厚部所見が結節型の胆嚢癌に類似していることから，胆嚢癌を疑う．

術前病理診断

施行せず.

臨床診断と術式

- 術前診断：胆嚢癌
- 術式：胆嚢床切除，領域リンパ節郭清
- 進展度診断：T2（SS），cStage Ⅱ

病理所見

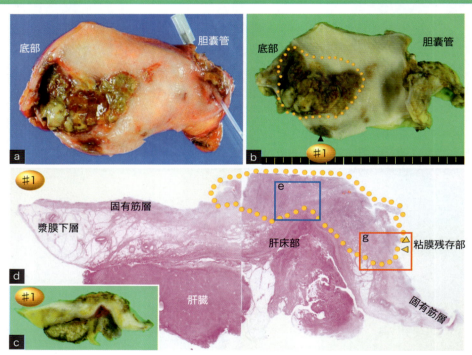

a：新鮮標本．胆嚢を腹腔側で切開．胆嚢管断端に外筒が留置されている．胆嚢体底部・肝床側に限局性の粘膜壊死を伴う限局性壁肥厚を認める．b：固定標本．黄色肉芽腫性炎症の範囲を黄点で囲む．c：割面#1（胆嚢体部）の肉眼像．黄色調の限局性壁肥厚を認める．胆嚢床（肝S4の一部）が合併切除されている．d：割面#1のルーペ像．肝床側の壁肥厚部では全層性に黄色肉芽腫性炎症（黄点）を認める．肝床部には線維瘢痕化が目立つ．粘膜はびらん状で，上皮剝離が目立つが，わずかに上皮が残存する（▷）．固有筋層はびまん性に肥厚している．

Case 33 短期間での胆囊壁肥厚の出現

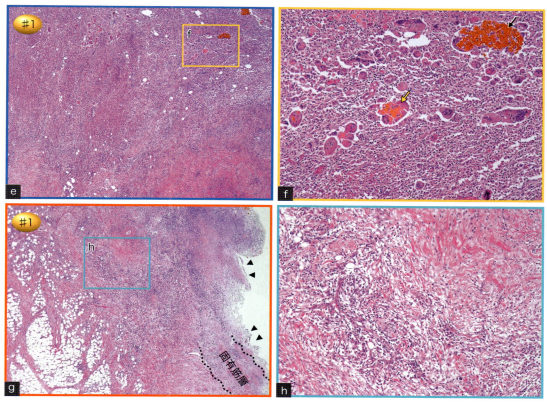

e：黄色肉芽腫性炎症像が高度な領域．肝床部に至る密な炎症細胞浸潤により胆囊壁構造は消失している．f：泡沫状組織球を主体に，リンパ球，形質細胞，好中球を混じる高度の炎症細胞浸潤と異物型多核巨細胞の出現を認める．多核巨細胞は漏出した胆汁（⇒）を貪食している．g：肥厚部辺縁では，肉芽化，線維化が進行している．胆囊固有上皮は広範に脱落しており，わずかに残存する上皮（▶）に異型はみられなかった．背景には固有筋層の肥厚がみられ，慢性胆囊炎の像を伴う．h：肉芽化，線維化に置換された領域．

最終病理診断

　泡沫状組織球と異物型多核巨細胞浸潤，肉芽組織形成からなるXGCである．黄色肉芽腫性炎症による壁肥厚は，胆囊体底部の肝床側に限局していた．

▶ 黄色肉芽腫性胆囊炎（Xanthogranulomatous cholecystitis：XGC）

CPC ディスカッション　Q&A

Q1 本例でXGCを疑う所見は？

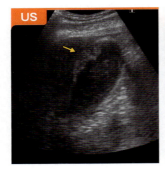
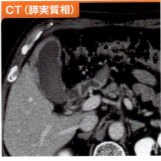
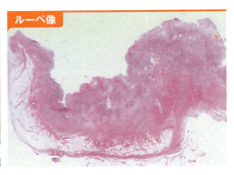

A 本例では胆嚢頸部の結石嵌頓による胆嚢炎が背景にあることから，XGCが発生しうる状況である．また，2ヵ月という短期間で急激に壁肥厚が出現・増大しており，癌の経過としてはあまりに急である．画像所見としては，USで高・低エコーの混在した壁肥厚と一部外側高エコー層の断裂（⇒）がみられ，癌も考えられるが，粘膜側には軽度の凹凸はみられるものの隆起や不整所見は認めない．
CTでは壁肥厚部の造影態度は比較的均一であり，内腔側に不整はみられない．これらの点は，癌より炎症を疑うべき所見と考えられる．

Q2 本例で癌の除外は可能か？

A 診断時においてもXGCを鑑別にあげていたが，CA19-9が高値であったこと，CTで肥厚部が全体に造影され，遅延濃染を示したことから胆嚢癌を否定することは困難であった．仮に，ENGBDによる組織検査を付加して癌が検出されなかったとしても，癌を完全に否定することはできない．
ただし，XGCが胆嚢内の胆汁うっ滞を背景に発生する病態であることを考慮すると，ENGBDによる胆汁ドレナージによって画像所見に変化がみられるかどうかを確認するのは一つの方法である．

❗ 本例から学ぶべきポイント

1. XGCは胆嚢頸部の結石嵌頓による胆汁うっ滞を背景に発生する．
2. 胆嚢癌とXGCを臨床所見，画像診断で鑑別することは難しく，胆嚢ドレナージによる画像所見の変化が診断の一助となりうる．

COLUMN　膵EUS-FNAの小世界

　膵EUS-FNA検体は微量検体からなるが，限られた検体から最大限の情報を抽出することが求められる．EUS-FNA検体が，複数の因子が絡んだ膵腫瘍の全体像をよく表していた一例を紹介する．

　症例は70代男性．CTで膵尾部に遅延性濃染を伴う類円形腫瘤を認め，MRCPで主膵管狭窄がみられた．前医にてEUS-FNAが施行され，腺癌の診断が得られた．加療目的に当院消化器内科紹介となったが，画像上，通常型膵管癌として非典型的で，神経内分泌腫瘍（NET）や特殊型膵癌も疑われた．EUS-FNAが再検され，線維性間質内に浸潤性に増殖するNETおよび軽度異型腺上皮と診断し（図1），膵体尾部切除術が施行された．主膵管に浸潤するセロトニン陽性NET（図2a, b）で，NET内にはPanIN-3を巻き込んでいた（図2c）．また，NET腹側には複数のPanIN-1が分布していた（図2d）．穿刺経路にPanINとNETが存在したため，前医では腺癌，当院ではNETおよび軽度異型腺上皮の診断が下ったと考えられ，主膵管狭窄もセロトニンNETの浸潤で説明された．

　FNA検体と膵切除検体を繰り返し見直すことで，良悪性判定の精度向上とともに，さまざまな副所見が見出され，時に非典型的な画像所見の解読につながることを知った．本症例以降，微量検体に広がる世界を深く感じようと，鏡検に勤しんでいる．

（大森　優子）

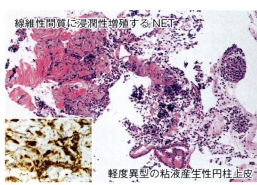

図1　EUS-FNAで得られた組織像
　　　inset：synaptophysin

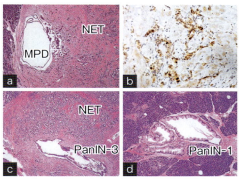

図2　膵体尾部切除検体の組織像
　　　MPD：主膵管

Case 34　中部胆管狭窄

- 60歳，男性．
- 肝機能障害と胆管壁肥厚を指摘され紹介．
- 血液検査所見：T-Bil 1.0 mg/dL，ALP 561，AST（GOT）526，CA19-9 91.3 U/mL．

CPCのポイント

1. 胆管癌か胆嚢管癌か？
2. 進展度は？

画像所見

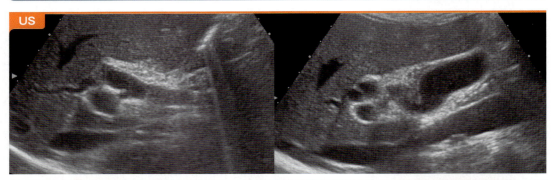

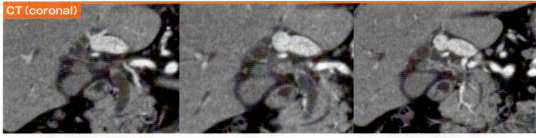

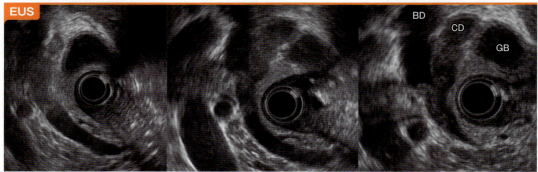

USで中部胆管に腫瘤様の壁肥厚所見がみられ，胆嚢の軽度腫大を認める．CTのcoronal像で中部胆管に造影効果を有する壁肥厚がみられ，胆管狭窄を呈している．染影効果を有する壁肥厚は胆管と胆嚢管（CD）にみられる．EUSでは胆管（BD）に腫瘤像を認めるが，走査方向を変えるとCDに腫瘤の主座があることが読み取れる．

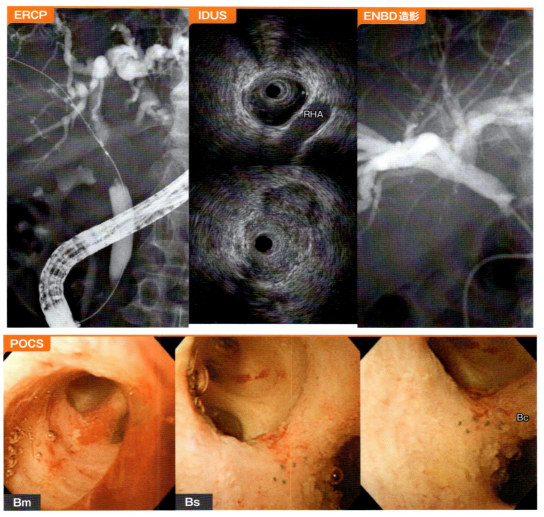

ERCPでは中部胆管の狭窄であり，IDUSでは右肝動脈（RHA）付近の胆管壁の軽度肥厚を認めるが，RHAへの浸潤は認めない．中部胆管に全周性の壁肥厚がみられ，CD内の腫瘤像から連続している．ENBD造影では中部〜上部胆管に硬化像がみられるが，肝門までは達していない．CDは造影されない．POCSでは中部胆管（Bm）の狭窄部に発赤，出血を伴う不整粘膜がみられ，上部胆管（Bs）から肝管合流部（Bc）まで連続する小顆粒状の隆起がみられ，表層進展を疑う．

画像診断のまとめ

CDに腫瘍の主座があり，胆嚢管癌の胆管浸潤と診断する．胆管水平方向進展度としては，胆嚢管合流部近傍で胆管壁内浸潤があり，上部胆管まで伸びている．その上流側は左・右肝管分岐部まで表層進展で広がっていると判定する．

術前病理診断

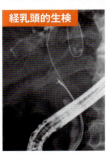
経乳頭的生検

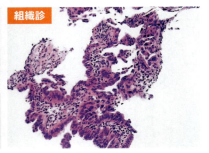
組織診

経乳頭的胆管生検：胆管狭窄部より生検を施行．
組織診：腺癌の診断が得られた．

臨床診断と術式

- 術前診断：胆嚢管癌の胆管浸潤
- 術式：肝右葉・尾状葉切除，肝外胆管切除，領域リンパ節郭清
- 進展度診断：CBms，SS，PV（−），A（−），T3b，cStage ⅢA

病理所見

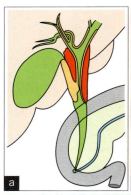

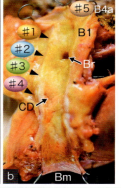

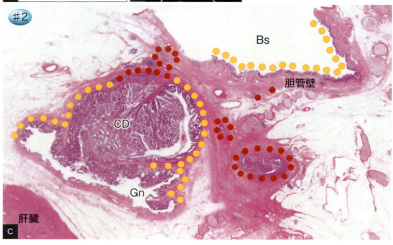

a：シェーマ（赤：浸潤癌，黄：癌の上皮内進展）．胆嚢管（CD）に乳頭腺癌の結節状増殖を認め，中部胆管から肝門にかけて壁内浸潤と上皮内進展により4.5cm長の広範囲に癌が広がる．腫瘍のvolumeはCDにおいて最大であり，胆嚢管癌と判断する．b：新鮮標本．粘膜は平坦だが粗造であり，壁の肥厚を伴う．c：割面#2のルーペ像．CD内に乳頭腺癌からなる丈の高い乳頭状結節を認める．Bsに低乳頭状を呈する上皮内癌（黄点）の進展を伴う．CDの線維筋層を越え，胆管壁に壁外性に浸潤する管状腺癌（赤点）を認める．

Case 34　中部胆管狭窄

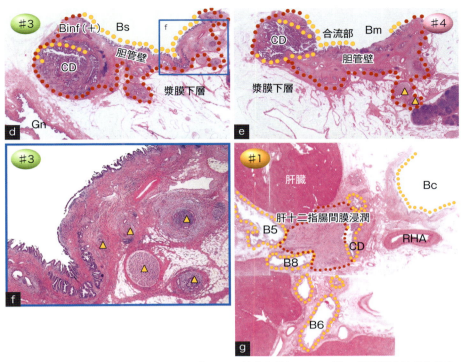

d：割面#3（上部胆管）のルーペ像．e：割面#4（中部胆管）のルーペ像．胆嚢管合流部を示す．CDから胆管への壁外性浸潤（Binf+）と上皮内進展を認める．胆管壁は全周性に肥厚し，高度の神経周囲浸潤（▲）を伴う．f：低乳頭状に増殖する上皮内進展病変と，高度の神経周囲浸潤および間質浸潤を認める．g：割面#1（肝門部）のルーペ像．CDから右グリソンの肝十二指腸間膜の脂肪組織へ浸潤する．Bcおよび右肝内胆管（B5，B6，B8）にも上皮内癌の進展をみる．肝実質やRHA，門脈右枝への浸潤はみられない．

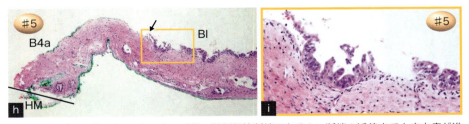

h：割面#5（左肝管からB4a）のルーペ像．肝側胆管断端であるB4a断端の近傍まで上皮内癌が進展（➡）している．矢印部から断端にかけては上皮剥離しており，上皮内癌の進展による胆管断端（HM）陽性の可能性は否定できない．胆管上皮剥離のため，胆管断端の組織学的評価にはしばしば難渋する．

最終病理診断

腫瘍の主座は胆嚢管内にあり胆嚢管癌としたが，広範囲に壁内浸潤と上皮内進展を認めた．

▶ **胆嚢管癌（Adenocarcinoma of the cystic duct）**
C Bpd Bh（C Bsmrl Bh），circ, papillary-infiltrating type, 45 mm, tub2＞por＞tub1, ly1, v1, ne3, pT3 b（pHinf1 a, pBinf2, ss），pN1（#12 b2），DM0, HMX, EM0, Stage ⅢB.

CPC ディスカッション　Q & A

Q1 胆嚢管癌と胆管癌の鑑別はどのように行うか？

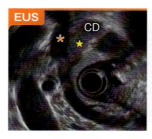
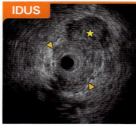
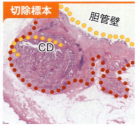

A EUSにて胆管（*）とCDの両方を描出することで，CDに主座のある腫瘤（☆）と認識できる．IDUSでも胆管壁肥厚（▷）と連続するCDの腫瘤像（☆）が描出できれば胆嚢管癌と診断可能である．病理学的にもCD内に腫瘍があり，胆管への壁外性浸潤（赤点）と上皮内進展（黄点）を認める．ほかに，MRCPあるいはERCPでの軸偏位を伴う胆管狭窄像も胆嚢管癌を疑う所見の一つである．

Q2 胆嚢管癌の診断はUS，CTでも可能か？

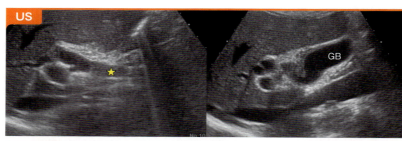
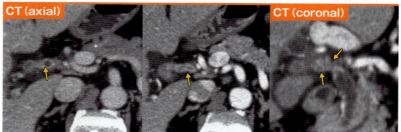

A USでのGB腫大やdebrisの貯留は胆嚢管癌を疑う重要なサインだが，胆管壁肥厚や腫瘤像（☆）を認めても胆管癌と胆嚢管癌の鑑別は難しい．
CTでもaxial像では胆管壁肥厚（→）は認めるが，CDとの連続を正確に判断することは難しく，胆管長軸のcoronal像が有効となる．

Q3 進展度診断は適切か？

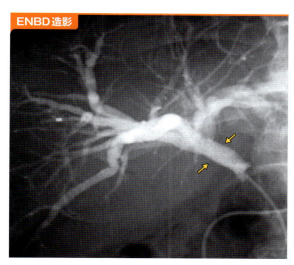
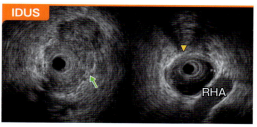
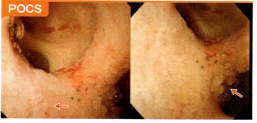

A CDの壁および筋層は薄く，容易にSS以深に浸潤する．胆嚢管癌の胆管浸潤は，壁内あるいは壁外進展が通常であり，CTの胆管壁肥厚やERCPの胆管像での硬化狭窄像の読影が重要となる．本例ではENBD造影で上部胆管まで硬化所見（→）を認め，IDUSでも胆管壁の外側高エコーが不明瞭化（→）しており，壁内・壁外進展が疑われる．壁肥厚（▽）はRHAの近傍まで認められる．

ただし，先進部で表層進展を示す例があるほか，まれにCD開口部を介し，癌が胆管の表層進展を示す例がある．肝右葉切除術を前提とする場合には，POCSは必ずしも必須ではないが，胆管切除術を考慮せざるを得ない例には肝門側の進展度診断には役立つ．

本例のPOCSでは，胆嚢管癌の胆管浸潤の先進部に小顆粒状の隆起の連続（→）として表層進展を認めるが，左・右肝管分岐部以降には表層進展はないと判定した．

❗ 本例から学ぶべきポイント

1. 胆管狭窄には胆管原発以外の腫瘍による胆管浸潤の存在を考慮する．
2. 胆管癌か胆嚢管癌の胆管浸潤の鑑別にはEUSが有用である．
3. 胆嚢管癌でも胆管水平方向に壁内および表層進展を示す．

ミニレクチャー 12

胆嚢管癌
Adenocarcinoma of the cystic duct

- 胆嚢管癌は狭義のFarrarの診断基準として，①腫瘍が胆嚢管に限局している，②胆嚢・肝管・総胆管に腫瘍がない，③組織学的に癌細胞の存在を認める，の三つがある（右図 ⓞ）．
- しかし，これらを満たす例は限定的であり，最近では「三管合流部に癌が存在し，主座が胆嚢管にある」ものを指す（右図 ⓞ）．
- 胆嚢管癌は「胆道癌取扱い規約」では胆嚢癌に分類されている．頻度は少なくなく，当センターでは胆嚢癌の19.3%を占めている（表）．

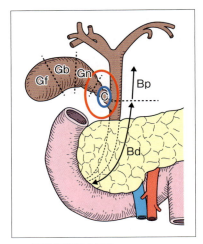

図　肝外胆道系の区分
（胆道癌取扱い規約第6版より引用）

表　当センターにおける胆嚢癌・胆嚢管癌・胆管癌症例数
　　　　　　　　　　　　　　（1997.4〜2016.3）

	切除	非切除	計
胆嚢癌	120	196	316
胆嚢管癌	34	27	61 (19.3%)
胆管癌	182	163	345

❶ Farrarの診断基準を満たす胆嚢管癌

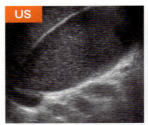
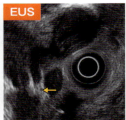
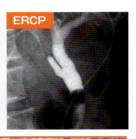
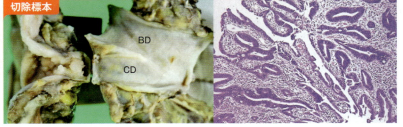

USで明らかな胆石を伴わない胆泥貯留がみられ，EUSを行うことで胆嚢管内に高エコーの腫瘤像（⇒）を認める．ERCPでは胆嚢管の閉塞所見がみられ，胆嚢管癌と診断する．
切除標本で胆嚢管（CD）に限局した腫瘍であり，高分化管状腺癌で深達度SSであった．
BD：胆管

ミニレクチャー 12 胆嚢管癌

2 胆管内表層進展を示した胆嚢管癌

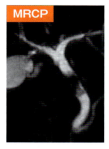
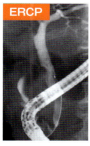
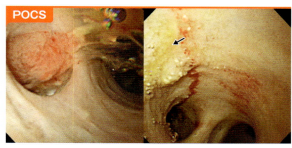

MRCPで胆管内にsignal defectがみられ，ERCPでは胆管内に半球状の透亮像がみられる．POCSを行うと胆嚢管内に発赤を伴う乳頭状の隆起性腫瘍を認め，胆管内に一部が出入りしている．胆管内に丈の低い隆起の連続（→）を認めた．
切除後の病理検索により，胆嚢管内に隆起型のM癌がみられ，胆管内に表層進展を認めた．

👉 画像所見のポイント

発見契機は胆嚢腫大，胆泥貯留であり，USが役立つ．胆嚢管の腫瘤を疑う所見を得られる例（下図➡）がある．CTでは胆嚢管から胆管の壁肥厚所見が重要であり，coronal像が役立つ．特に，胆管右側壁の肥厚が強く認められる場合には胆嚢管癌を疑う．
胆管像としてはshiftを伴う胆管狭窄が特徴的であるが，EUSにてBDからCD分岐を描出し，胆嚢管内の腫瘤，もしくは胆嚢管に主座をもつ腫瘤像が得られれば診断できる．

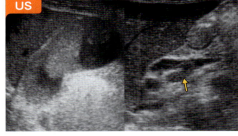
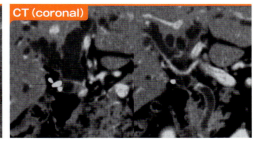

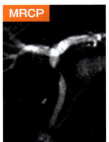
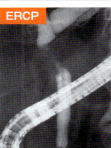
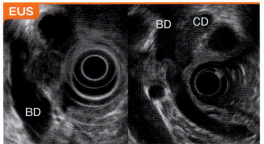

👉 注意点

胆嚢管内に腫瘤を認めた場合には胆嚢管癌と診断するが，腫瘍の主座が胆嚢管か胆管かの区別が困難な例があり，これらは三管合流部癌として扱う．

Case 35 進展度診断が問題となった乳頭部腫瘍

- 65歳,女性.
- 発熱が持続するため,近医受診.腹部USで胆管拡張,胆嚢腫大を認め紹介.

CPCのポイント

1. 腫瘍の進展度診断は？

画像所見

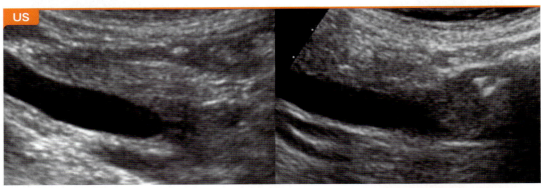

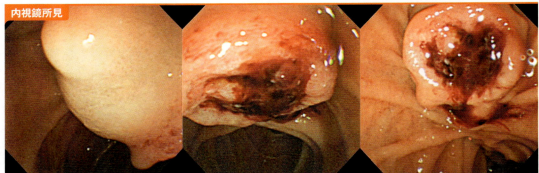

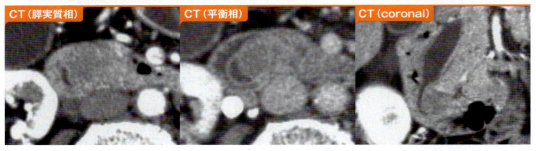

USでは胆管は拡張し,下部胆管から乳頭部にかけて低エコー腫瘤を認める.内視鏡所見では口側隆起は腫大している.乳頭には潰瘍を形成する腫瘤の露出を認める.CTでは乳頭部に膵実質相で淡く造影され,平衡相で遅延濃染を示す腫瘤を認める.coronal像で乳頭部胆管は圧排性の狭窄を呈している.膵実質への浸潤の有無の判定は困難である.

Case 35 進展度診断が問題となった乳頭部腫瘍

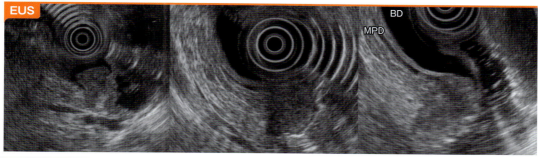

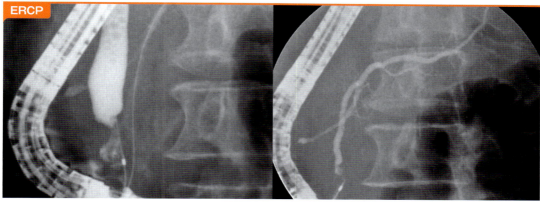

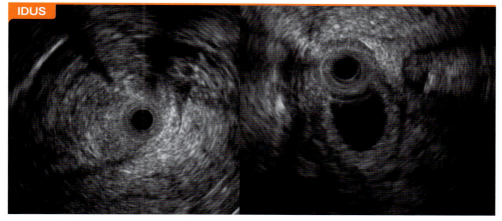

　EUSでは乳頭部に低エコーの腫瘤がみられ，十二指腸固有筋層と腫瘤と接するが，保たれているように描出される．しかし，走査方向を変えて，胆管・膵管が十二指腸を貫通する部位では腫瘤と膵実質との境界が不明瞭となり，十二指腸浸潤，膵浸潤を疑う．また，拡張のない主膵管内に小さな腫瘤の入り込む所見がみられた．ERCPでは乳頭部胆管に圧排性の狭窄がみられ，上流の胆管は拡張している．乳頭部近傍の主膵管内にわずかな透亮像を認めるが，尾側の主膵管は拡張を認めない．IDUSでは乳頭部に低エコー腫瘤がみられ，下部胆管には拡張はあるが，腫瘍の進展を認めない．しかし，胆管内から主膵管を描出すると膵管内に低エコー腫瘤を認め，膵管内進展と判定した．

画像診断のまとめ

　US，CTで乳頭部に腫瘤がみられ，内視鏡的に腫瘤潰瘍型を呈しており，進行乳頭部癌と診断する．進展度診断が問題となるが，EUSでは胆管・膵管が十二指腸を貫通する部位で十二指腸浸潤，膵浸潤を疑う所見を認めた．ERCP，IDUSにて胆管拡張はあるが，胆管内進展を認めず，主膵管拡張はみられないが，膵管内進展ありと判定した．

術前病理診断

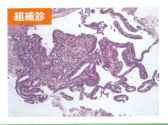

乳頭からの生検でadenocarcinomaの診断.

臨床診断と術式

- 術前診断：Vater乳頭部癌
- 術式：膵頭十二指腸切除（SSPPD），領域リンパ節郭清
- 進展度診断：DU（+），Panc（+），膵管内進展（+），T3a，cStage ⅡA

病理所見

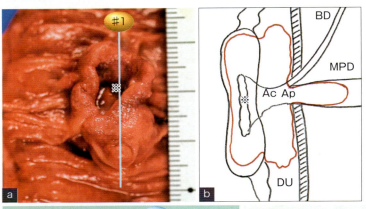

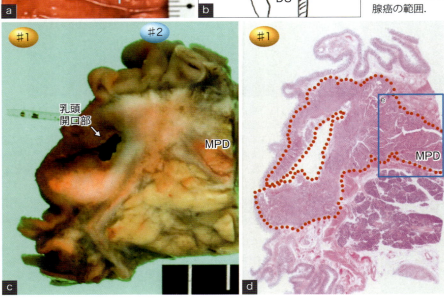

a：固定前標本の乳頭所見．潰瘍腫瘤型の乳頭部腫瘍．乳頭開口部（※）．b：乳頭部を冠状断に切り出した割面 #1 のシェーマと腫瘍範囲（赤）．BD：膵内胆管，DU：十二指腸．c：割面 #1 の肉眼像．d：割面 #1 のルーペ像．共通管（Ac）を中心として十二指腸浸潤，乳頭部膵管（Ap）から主膵管（MPD）内に進展する．赤点：腺癌の範囲．

Case 35 進展度診断が問題となった乳頭部腫瘍

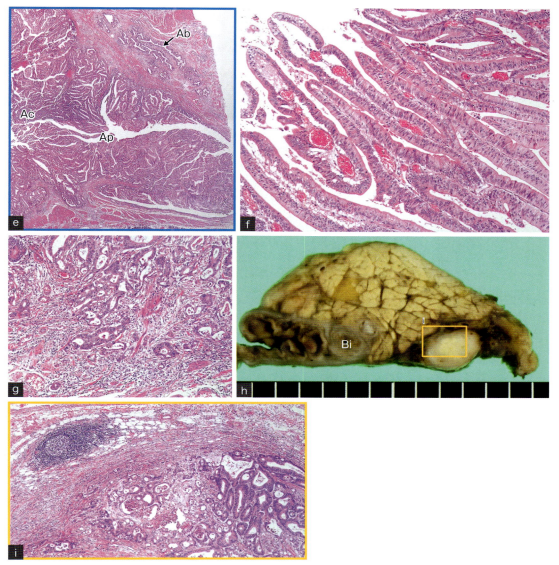

e：AcからAp，MPD内に腫瘍栓状に発育する腫瘍．Ab（→）の腫瘍進展は認められない．f：乳頭管状に増殖する高分化管状腺癌．g：浸潤先進部では中分化管状腺癌〜非充実型低分化腺癌を認め，高度のリンパ管侵襲と中等度の静脈侵襲を認めた．h，i：#13aリンパ節に転移あり．

最終病理診断

　潰瘍形成が優位な乳頭部癌．膵管内腫瘍栓を形成する．脈管侵襲も軽度．十二指腸浸潤部は低分化癌で浸潤していたが，膵浸潤は認めず，リンパ節転移を認めた．

▶乳頭部癌
Acp MPD, ulcerative-predominant type, tub2（＞tub1）, int, INF-β, ly1, v1, pn0, pPanc0, pDu2, pT2, pN1（#13a）, pStage ⅡB.

CPC ディスカッション　Q & A

Q1 術前の進展度診断は正確であったか？

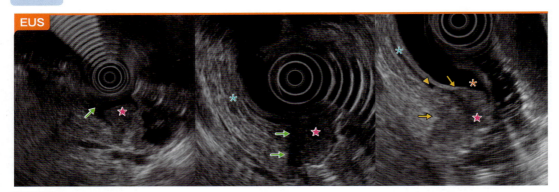

A 術前に主膵管内への腫瘍の進展（▷）はEUS，ERCP，IDUSで正確に診断可能であったが，膵浸潤はover diagnosisであった．

EUSでは，十二指腸固有筋層（→）は腫瘍の頭側と尾側では腫瘍エコー（★）と接するが保たれている．しかし，胆管（*）・主膵管（*）が十二指腸壁を貫通する部位では腫瘍エコー（★）は十二指腸固有筋層の想定ラインを越えて境界不明瞭（→）となり，膵側に浸潤しているように観察された．この部位は十二指腸固有筋層が存在しないため，想定ラインで判断する診断力が必要である．症例によっては膵実質との距離があり，十二指腸固有筋層の想定ラインを越えて浸潤がみられても膵浸潤とならない例があり，注意を要する．

Q2 十二指腸浸潤はどのように判定するのが適切か？

A 通常は腫瘍と連続する十二指腸固有筋層の低エコー層の断裂，肥厚所見（下図，→）としてとらえられる．ただし，胆管・膵管が十二指腸壁を貫通する部位では十二指腸固有筋層は存在せず，想定ラインとして判断する必要がある．したがって，十二指腸固有筋層の正確な描出が重要となり，EUSで判定する場合には縦断法に加えて，横断法を併用して慎重に診断していく必要がある．

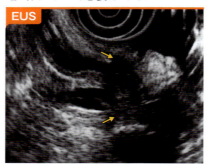

Q3 進展度診断においてIDUSは必要か？

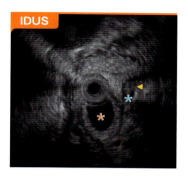

A 乳頭部腫瘍の進展度診断においては，一般にはEUS，IDUSともに同様の所見を呈するためEUSのみでよいと考える．しかしながら，本例のように胆管（＊）内からのIDUSにより主膵管（＊）を観察し，膵管内進展（▷）を判定できるなどの利点もある．

Q4 膵管内の腫瘍進展は診断可能であったか？

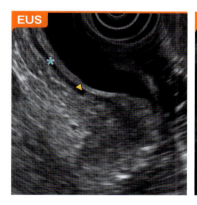 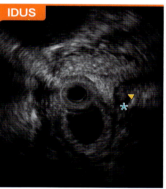 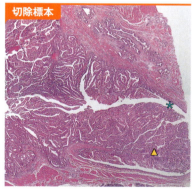

A EUS，IDUSともに主膵管（＊）内に存在する低エコー腫瘤（▷）として認識できた．切除標本の病理所見でも主膵管（＊）内に存在する腫瘍（▷）を認めた．

❗ 本例から学ぶべきポイント

1. 乳頭部腫瘍の進展度診断は，EUSにて十二指腸固有筋層をいかに明瞭に描出できるかが重要となる．
2. 主膵管拡張がみられなくても，主膵管内進展があり得る．

Case 36　乳頭部癌？

- 60代，男性．
- 嘔気精査のため近医で施行した上部消化管内視鏡検査にて乳頭部腫大を認めたため，紹介．
- 血液検査所見：膵酵素軽度上昇のみ．

> **CPCのポイント**
> 1. 診断は？
> 2. 進展度は？
> 3. 治療法は？

画像所見

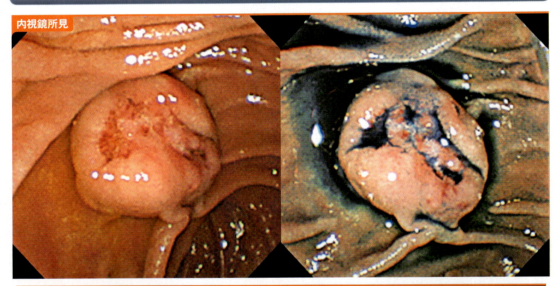

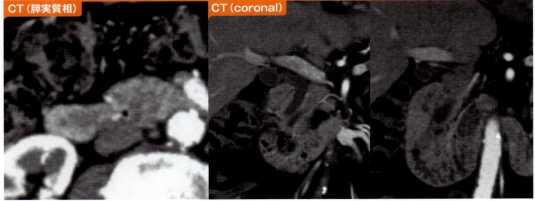

内視鏡所見では粘膜下腫瘍様の2 cm大の腫瘤で，中心部の表面には潰瘍を形成している．CTでは胆管，主膵管の軽度拡張を認める．乳頭部に腫瘤が疑われるが，明らかな早期濃染は伴わず，やや不明瞭である．

Case 36 乳頭部癌？

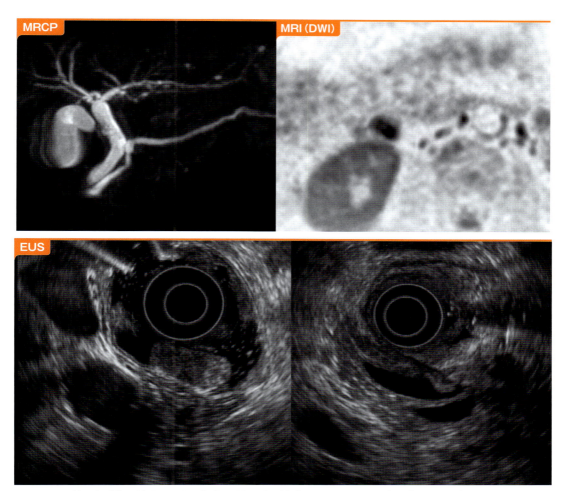

MRCPでは胆管，主膵管の拡張を認め，内腔に明らかな透亮像は認めない．MRI（DWI）では乳頭部に一致して高信号域を認める．EUSでは，乳頭部に辺縁が比較的平滑な低エコー腫瘤を認める．十二指腸固有筋層および膵実質への浸潤は認めない．胆管，主膵管内への進展も認めない．

画像診断のまとめ

　CTでは胆管，膵管の軽度拡張を認め，乳頭部に腫瘤が疑われるがやや不明瞭である．内視鏡所見から粘膜下腫瘍様の隆起を伴う腫瘤であり，EUSでは腫瘤の辺縁は比較的平滑である．以上の所見から，十二指腸乳頭部原発の神経内分泌腫瘍（NET）を疑う．

術前病理診断

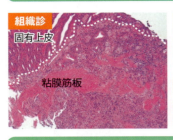

前医にて施行された乳頭部生検．粘膜固有層から粘膜下層に，小胞巣状に浸潤する小型円形腫瘍細胞を認め（白点線下），免疫組織化学的にchromogranin A（＋），synaptophysin（＋），CD56（＋），Ki-67標識率1％未満であり，NETと診断された．

臨床診断と術式

- 術前診断：十二指腸乳頭部NET
- 術式：膵頭十二指腸切除（SSPPD），領域リンパ節郭清
- 進展度診断：DU（＋，Oddi筋を越える），Panc（－），T2, cStage ⅡA

病理所見

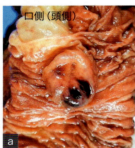
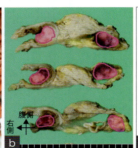
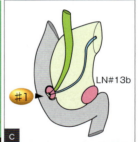
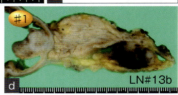
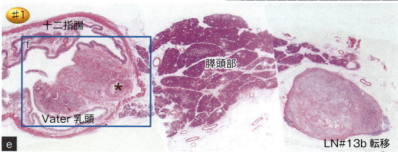

a：新鮮標本．乳頭部を粘膜面から観察している．Vater乳頭部に最大径15×9 mmの発赤調の露出腫瘤型病変を認める．b：腫瘍マッピング（ピンク：NET），c：シェーマ．d：割面＃1の肉眼像．乳頭部に15 mm大の灰白色調結節性病変を認める．リンパ節＃13bは17×11 mm大に腫大している．e：割面＃1のルーペ像．乳頭部の粘膜固有層から粘膜下層に腫瘍の増殖を認める．リンパ節＃13bはNETの転移による腫大である．ほか，リンパ節＃17bにも転移を認めた．＊：乳頭部胆管．

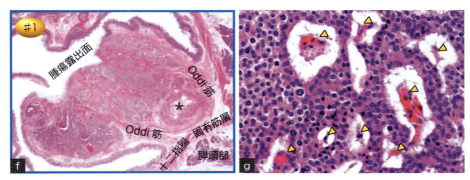

f：Vater乳頭部粘膜固有層から粘膜下層，Oddi筋に浸潤する腫瘍を認める．十二指腸固有筋層，膵実質への浸潤はみられない．g：卵円形核と好酸性顆粒状細胞質を有する小型腫瘍細胞が，豊富な毛細血管網（▷）の発達を伴い，胞巣状，索状に増殖している．核分裂像は1/10 HPF，Ki-67標識率1.81%である．NET，G1の所見である．

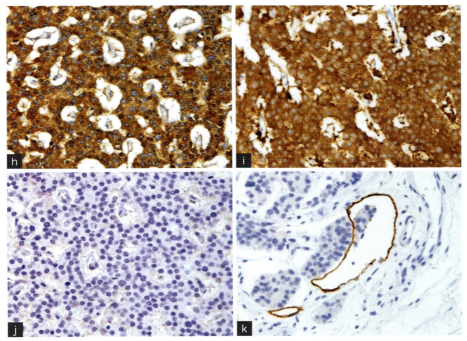

h：chromogranin A陽性，i：synaptophysin陽性，j：gastrin陰性，k：D2-40免疫染色で軽度のリンパ管侵襲を認める．

最終病理診断

乳頭部原発のNET，G1であったが．リンパ管侵襲およびリンパ節転移を複数認めた．

▶ **乳頭部NET, G1 (Neuroendocrine tumor of the ampulla of Vater, G1)**
〈胆道癌規約に準じ〉Acb, exposed protrude type, 15×9 mm, pT1b（Oddi筋に達する）, med, INFa, ly1, v0, ne0, pN1（#13b, #17b）, HM0, PM0, EM0, pStage ⅡB, R0.
＜ENETS TNM＞ pT1N1, pStage Ⅲb.

CPC ディスカッション　Q & A

Q1 乳頭部 NET の診断のポイントは？

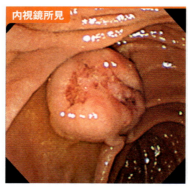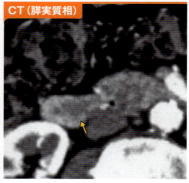

A 内視鏡所見では粘膜下腫瘍様の形態をとり，乳頭の腫大，鉢巻襞の伸展などの所見を認め，頂部にはしばしば陥凹やびらん，潰瘍を伴う．本例では不明瞭（➡）であったが，CT では周囲との境界明瞭で比較的 hypervascular な病変として認められることが多い．診断確定には免疫染色を含めた病理検査が必要であるが，病変の主座が粘膜下であるため生検で腫瘍細胞を採取できない場合もあり，陥凹や潰瘍を伴っている場合はその部位からの生検を行う．

Q2 乳頭部 NET の進展度診断の注意点は？

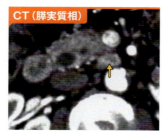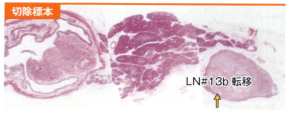

A 本例では EUS 上明らかな十二指腸固有筋層や膵実質への浸潤は認めないものの，粘膜下腫瘍様の形態をとっており，手術適応と判断した．病理所見ではリンパ節 #13b に転移（➡）を認めた．術前には明らかなリンパ節転移を指摘できていなかったが，CT 画像の見直しで，膵頭部背側に 10 mm 大の腫大リンパ節（➡）がみられていた．乳頭部 NET では比較的サイズが小さいものでもリンパ節転移を伴う例が少なくなく，原則としてリンパ節郭清を伴う標準的な術式が望ましい．

> **本例から学ぶべきポイント**
> 1. 十二指腸乳頭部NETの内視鏡所見は，粘膜下腫瘍様の形態を示す．診断確定には適切な部位からの確実な組織採取が必要である．
> 2. 画像上明らかな十二指腸固有筋層浸潤や膵実質浸潤を認めなくても，リンパ節転移を伴う可能性のある病変に対しては内視鏡治療の適応はなく，郭清を伴う標準的な外科切除が必要である．

疾患名索引

あ行

黄色肉芽腫性胆囊炎（Xanthogranulomatous cholecystitis：XGC）　Case 33

か行

原発性硬化性胆管炎（Primary sclerosing cholangitis：PSC）　p181

さ行

自己免疫性膵炎（Autoimmune pancreatitis：AIP）　Case 22, ミニレクチャー6
漿液性嚢胞腫瘍（Serous cystic neoplasm：SCN）　ミニレクチャー10
浸潤性膵管癌（Invasive ductal carcinoma），通常型膵癌（Pancreatic ductal adenocarcinoma：PDAC），膵癌　Case 1, 10, 13, ミニレクチャー4, 7, 9
膵管内管状乳頭腫瘍（Intraductal tubulopapillary neoplasm：ITPN）　Case 16
膵管内乳頭粘液性腫瘍（Intraductal papillary mucinous neoplasm：IPMN）
　主膵管型IPMN　Case 14, ミニレクチャー7
　分枝型IPMN　Case 15
　IPMN併存膵癌（Invasive ductal carcinoma concomitant with IPMN）　Case 19, 20, ミニレクチャー9
　IPMN由来浸潤癌　Case 17, 18, ミニレクチャー2
膵上皮内癌（Carcinoma in situ）　Case 3, ミニレクチャー2
膵神経内分泌腫瘍（Neuroendocrine tumor：NET）　Case 8, 10, ミニレクチャー5
腺扁平上皮癌（Adenosquamous carcinoma）　Case 4, ミニレクチャー3
腺房細胞癌（Acinar cell carcinoma）　Case 7, ミニレクチャー6
Solid-pseudopapillary neoplasm（SPN）　Case 11, 12

た行

退形成癌（Anaplastic carcinoma）　Case 5, ミニレクチャー3, 6
胆管癌（Adenocarcinoma of the bile duct, Cholangiocarcinoma）　Case 23, 24, 25
胆管腺内分泌癌　Case 26
胆囊管癌（Adenocarcinoma of the cystic duct）　Case 34, ミニレクチャー12
胆囊癌（Adenocarcinoma of the gallbladder）　Case 27, 28, 31, 32, ミニレクチャー11
胆囊線維性ポリープ（Fibrous polyp of the gallbladder）　Case 30
胆囊腺腫　Case 29
胆囊粘膜過形成　Case 28

な行

乳頭部癌　Case 35
乳頭部NET（Neuroendocrine tumor of the ampulla of Vater）　Case 36
粘液癌（Mucinous carcinoma）　Case 6, ミニレクチャー4
粘液性囊胞腺腫（Mucinous cystic neoplasm：MCN）　Case 21

ま行

Mixed acinar-neuroendocrine carcinoma　Case 9

手稲渓仁会病院消化器病センター
胆膵 Clinico-Pathological Conference
——厳選 36 例から学ぶ

2017 年 5 月 25 日　発行	編著者　真口宏介 発行者　小立鉦彦 発行所　株式会社　南　江　堂 〒113-8410　東京都文京区本郷三丁目42番6号 ☎(出版)03-3811-7236　(営業)03-3811-7239 ホームページ　　　http://www.nankodo.co.jp/ 印刷・製本　真興社

Clinico-Pathological Conference(CPC) of Teine-Keijinkai Hospital for
Pancreato-biliary Neoplasms—Representative 36 Cases
Ⓒ Nankodo CO., Ltd., 2017

定価はカバーに表示してあります.　　　　　　　　　　　　　　Printed and Bound in Japan
落丁・乱丁の場合はお取り替えいたします.　　　　　　　　　　ISBN978-4-524-25718-8
ご意見・お問い合わせはホームページまでお寄せください.

本書の無断複写を禁じます.
JCOPY 〈(社)出版者著作権管理機構 委託出版物〉
本書の無断複写は,著作権法上での例外を除き,禁じられています.複写される場合は,そのつど事前に,
(社)出版者著作権管理機構(TEL 03-3513-6969, FAX 03-3513-6979, e-mail: info@jcopy.or.jp)の
許諾を得てください.

本書をスキャン,デジタルデータ化するなどの複製を無許諾で行う行為は,著作権法上での限られた例外
(「私的使用のための複製」など)を除き禁じられています.大学,病院,企業などにおいて,内部的に業
務上使用する目的で上記の行為を行うことは私的使用には該当せず違法です.また私的使用のためであっ
ても,代行業者等の第三者に依頼して上記の行為を行うことは違法です.